KB121413

간염 예방과
치료 요양식

현대건강연구회 편

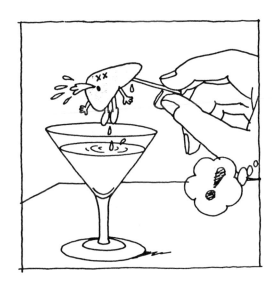

太乙出版社

□머리말

간염예방과 치료를 위해서는

① 의사의 지시를 받는다

이 책은 간염 환자를 위해서 편찬된 것으로 환자라면 누구나가 알아 두지 않으면 안될 기본적인 사항에 초점을 맞추어 해설하고 있다. 또한 여기에서 서술되고 있는 사항은 어디까지나 일반론으로 개개의 환자에게 모두 적합하다고는 할 수 없다. 실천할 때는 주치의의 지시를 청해 주기 바란다.

② 기초편을 단단히 마스터한다

이 책은 기초편과 실천편으로 나뉘어 있다. 기초편부터 스타트해서, 그것을 다 읽으면 뒤에 나오는 '체크 테스트'에 도전해 본다. 이 테스트에 합격하면 실천편으로 진행한다. 만일 불합격이라면 기초편을 차분히 다시 읽고, 다시 한 번 '체크 테스트'에 도전한다.

③ 기본은 식사요법

간염 치료에는 식사 요법, 약물 요법 등의 치료법이 있지만, 이 책에서는 식사 요법에 중점을 두고 해설하고 있다. 그것은 간염 치료에서 우선 첫째로 기본이 되는 것이 식사요법이기 때문이다. 약물 요법 등에 대해서는 다른 지도서를 참고해 주기 바란다.

④ 정확하게 계량(計量)한다

요리를 만들 때는 정확하게 계량해서 지시된 수량을 지킨다. 자기 멋대로 판단하고 가감하는 일이 없도록 한다.

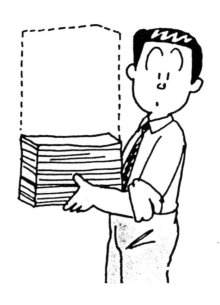

♣차 례♣

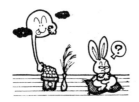

♣ 차 례 ♣

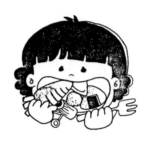

제2부
실천편 · 간염 극복의 길

♣차 례♣

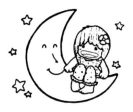

8

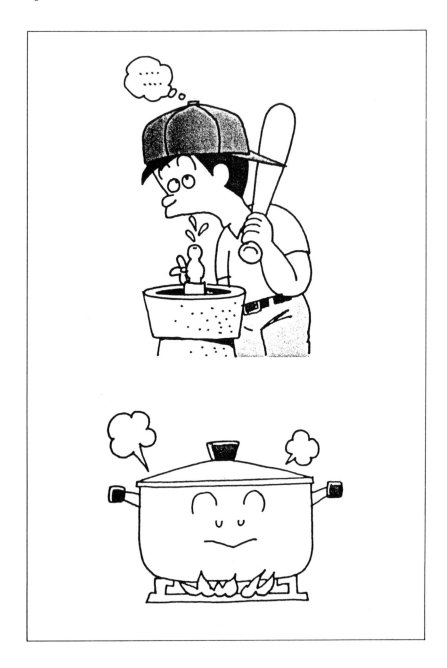

□제1부□

간염이란 어떤 병인가

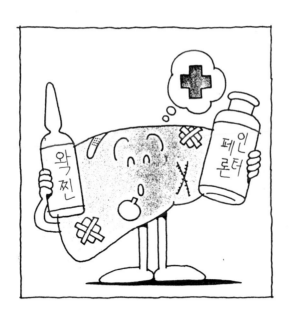

이런 증상이 나타나면
간장은 위험하다

침묵의 장기에 귀를 기울이자

간장은 어디에 있는가?

심장 같으면 가슴에 손을 얹으면 고동을 느낄 수 있다. 위는 평소 느끼지 못하더라도 과식을 하거나 하면 그 존재를 실감하는 경우가 있다. 그러나 사람의 몸 속에서 가장 큰 장기(臟器)인 간장은 횡격막 아래 늑골의 안쪽에 숨겨져 있기 때문에, 그 존재를 의식하는 경우가 전혀라고 해도 좋을 만큼 없다.

간장은 체내의 '화학 공장'이라고 해서 단백질을 합성하거나, 독물을 해독하거나 한다. 생명의 유지에 관계가 있는 매우 중요한 장기이다. 그럼에도 불구하고 간장이 어디에 있고, 어떤 역할을 하고 있는지를 알고 있는 사람은 거의 없다. 어째서일까?

그것은 간장이 인내심 강한 장기이기 때문이다. 함부로 비명을 지르지 않는다. 조금 좋지 않더라도 증상으로는 나타나지 않는다. 그 때문에 간장은 '침묵의 장기'라고도 일컬어지고 있다.

그러나, 이 침묵의 장기도 혹사당하면 SOS를 발신하는 것은 당연하
다.

안색으로 보는 간장병

간장은 단기간 사이에 나빠진다고 하는 경우는 극증 간염(劇症肝炎)
을 제외하면(급성간염의 1%, 발병 1~2주간 이내에 사망) 거의 없다.
이와같은 간염을 제외하면 나머지 대부분의 간염은 서서히 나빠진다.
그 때문에 간장병이 발견되었을 때에는 꽤 진행되어 있었다고 하는 케이
스가 대부분이다. 그러나 평소부터 잘 관찰하고 있으면 아래의 그림과

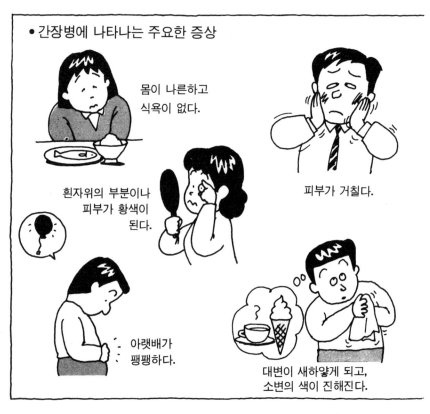

• 간장병에 나타나는 주요한 증상

몸이 나른하고
식욕이 없다.

피부가 거칠다.

흰자위의 부분이나
피부가 황색이
된다.

아랫배가
팽팽하다.

대변이 새하얗게 되고,
소변의 색이 진해진다.

같이 자신의 몸 이곳저곳에서 간장병의 사인을 발견할 수 있다.

이 중에서 간장병에 특징적인 사인으로써 들 수 있는 것이 황달일 것이다. 황달은 처음 눈의 흰자위 부분에 나타난다. 그리고 다음에 얼굴이나 손바닥, 가슴 등으로 퍼져 간다.

또한, 간장이 나빠지면 손가락이 붙어 있는 부분이 얼룩지거나(손바닥 홍반), 목, 팔, 가슴 등의 상반신에 작은 붉은 거미가 집을 친 것 같은 반점(거미 모양 혈관종)이 생기는 경우가 있다.이런 증상은 간장병의 특유 증상이라고 말할 수 있을 것이다.

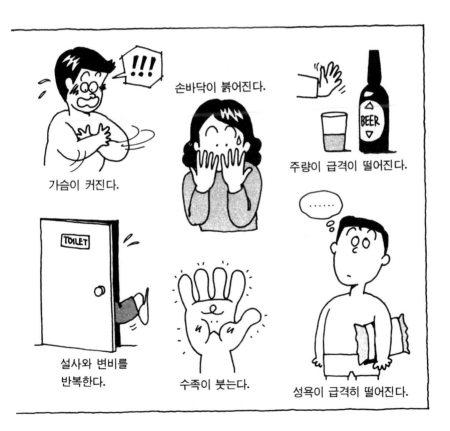

간염이란 어떤 병인가

간경변의 원인이 되는 간염

한 마디로 간장병이라고 해도 여러 가지 종류가 있다. 환자수가 많은 것을 들자면 간염, 간경변, 지방간, 약물성 간장해 등일 것이다. 이 중에서 특히 무서운 것은 간경변이다. 간경변이 되면 간장의 일부가 돌과 같이 딱딱해지고, 악화되면 죽음으로 이어지는 경우도 있다.

이 간경변의 원인은 오늘날, 우리나라에서는 간염, 특히 바이러스 간염이 문제가 되고 있다. 감염으로 인해 일어나는 바이러스 간염으로써는 A형 간염, B형 간염, 게다가 그 어느 쪽에도 적용되지 않는 비(非)A, 비(非)B형 간염(바꿔 말하자면 미지의 바이러스에 의한 간염) 3종류가 있다. 감염되어 만성화되면, 그 일부가 간경변이나 간장암의 원인이 된다.

급성 간염과 만성 간염

간염에는 급성 간염과 만성 간염이 있다.

급성 간염 중, 미지의 비(非)A 비(非)B형 간염이 약 50%. 20%가 A형 간염, B형 간염은 약 30%다. A형 간염은 입으로 감염되고, 비교적 젊은 사람이 걸리기 쉽다고 한다. B형 간염은 혈액을 매개로 해서 간염 된다. 옛날에는 수혈로 인해 감염되는 경우가 많았지만, 최근에는 헌혈 의 혈액이 적십자사에서 충분히 체크되고, 나머지는 의료 때의 사고 내지 성행위로 인해 감염되는 것이 대부분아다. 비(非)A 비(非)B형 간염에는 복수의 타입이 있어서 혈액을 매개로 하거나, 때로는 입으로 감염된다.

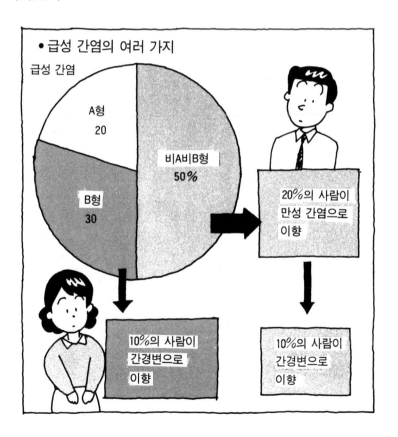

• 급성 간염의 여러 가지

급성 간염

A형
20

B형
30

비A비B형
50%

20%의 사람이
만성 간염으로
이향

10%의 사람이
간경변으로
이향

10%의 사람이
간경변으로
이향

이런 간염 중 약 10%가 만성화된다. 또한 지역에 따라서 다르다. 우리 나라를 제외한 선진국에서는 바이러스 간염이라고 하는 것은 적다. 그 탓일까, 우리 나라의 간염 치료는 세계적으로도 최첨단에 있다고 하는 것이 정설로 되어 있다.

또한, 우리나라에서 간경변의 사망률을 보더라도 지역차가 있다. 더욱이 간염이나 간경변의 성립에는 유전적인 요소도 무관하지는 않다. 이 사실로부터, 어느 특정한 유전 형질을 계승한 사람은 간염이나 간경변에 걸리기 쉽고, 걸리면 예후(予後)도 나쁘다고 생각 된다.

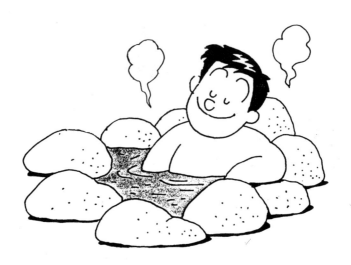

간염은 21세기에 있어서 국민병

어째서 국민병인가

우리의 질병별 사망 원인의 베스트3은 암, 뇌졸중, 심장질환이다. 이런 병에 대해서는 매스컴도 활발하게 문제 삼고, 국민의 관심도 높아지고 있다.

그에 반해서 간염은 지금까지 별로 화제가 되지 않았다. 그러나 우리 나라 사람은 바이러스 간염이 매우 많다는 사실, 그리고 바이러스 간염 중에서도 B형 간염 바이러스를 가지고 있는 사람이 상당히 있다는 사실을 알고, 이런 사람을 통해서 감염될 위험이 있기 때문에 많은 사람에게 주의를 호소하게 된 것이다.

B형 간염 바이러스의 캐리어는 300만 명

B형 간염 바이러스를 보유하고 있는 '캐리어'라고 불리는 사람은 전국에 약 300만 명이나 있다고 한다.

이들 캐리어 중에는 간장 장해가 있는 사람도 있지만 그렇지 않은

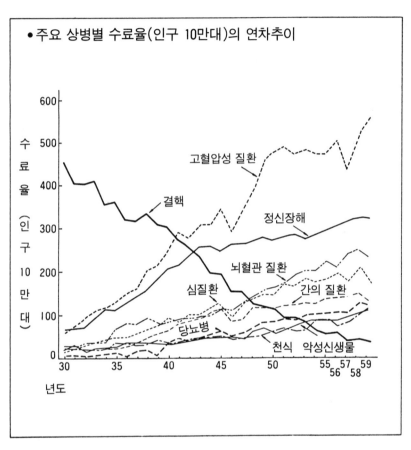

● 주요 상병별 수료율(인구 10만대)의 연차추이

수료율(인구 10만대)

600

500

400

300

200

100

0

고혈압성 질환

결핵

정신장해

뇌혈관 질환

간의 질환

심질환

당뇨병

천식 악성신생물

30   35   40   45   50   55 57 59
                            56 58

년도

사람도 있다. 간장 장해가 있으면 병원에 갔을 때 검사로 발견될 가능성이 있다. 그러나 장해가 없으면 자신이 캐리어라는 사실을 모른 채, 혈액, 매우 드물게는 타액, 정액을 매개로 해서 배우자 등 타인에게 감염시킬 위험이 있다. 따라서 감염을 예방하는 것은 본인의 배려, 주의밖에 없을 것이다.

캐리어라고 해서 간장 장해가 나타난다고는 할 수 없다. 그러나, 건강한 상태로 일생을 마칠 수 있느냐 하면 그 보증도 없다. 오랫동안 캐리어

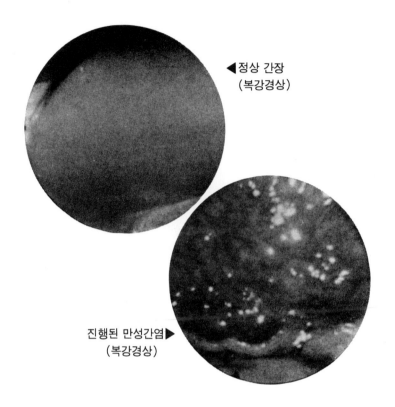

◀정상 간장
（복강경상）

진행된 만성간염▶
（복강경상）

상태로 있으면 만성간염이 되거나, 간경변이 되거나 할 가능성이 큰
것이다.

현재 B형 간염 바이러스의 캐리어는 300만 명, 만성 간염은 B형 및
비(非)A 비(非)B형을 포함해서 약 130만 명이라고 계산되고 있다.

이런 사실에서 21세기에는 간염이 암 등에 못지 않은 큰 문제가 될
것이라고 일컬어지고 있는 것이다.

간염 환자의 80 %는 바이러스성

구미에서는 알콜성 간염이 많다

간장병에는 여러 가지 질환이 있지만 오늘날, 우리나라에서 문제가 되고 있는 것은 간염, 더욱이 만성화된 간염에 따르는 간경변이다. 그리고, 우리나라와 구미 등에서 간경변의 원인을 비교하면 구미(歐美)에서는 알콜로 인한 간경변이 압도적으로 많고, 우리나라에서는 알콜로 인한 간경변은 20 %정도 밖에 없다.

우리의 경우 가장 많은 것은 바이러스 간염에서 간경변이 되는 케이스다. 혈액을 통해서 B형 간염 바이러스가 체내로 들어와서 간염이 되는 것이다. 입으로 들어오는 것은 A형 간염 바이러스로, 이것은 만성화되지 않는다. 어쨌든 우리나라에서는 알콜성보다도 바이러스 간염 쪽이 많아, 간염 전체의 80 %를 차지하고 있다.

단지 최근, 간경변이 증가하고 있고, 간경변의 증가는 알콜 소비량의 증가와 일치하고 있기 때문에 앞으로 구미와 같이 알콜 소비량이 증가하면, 알콜성 간염이 더욱 증가할 가능성이 있다.

● 바이러스 간질환의 수

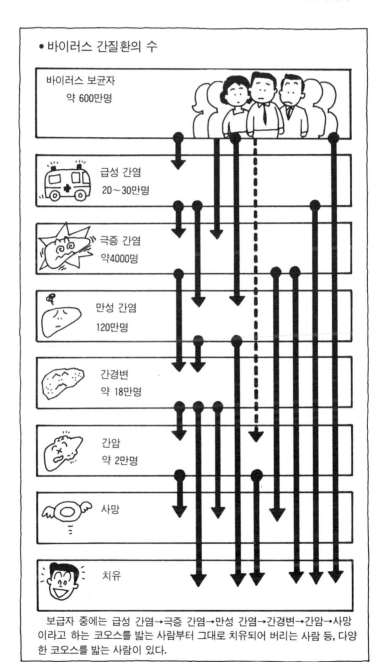

바이러스 보균자
약 600만명

급성 간염
20~30만명

극증 간염
약4000명

만성 간염
120만명

간경변
약 18만명

간암
약 2만명

사망

치유

　보급자 중에는 급성 간염→극증 간염→만성 간염→간경변→간암→사망
이라고 하는 코오스를 밟는 사람부터 그대로 치유되어 버리는 사람 등, 다양
한 코오스를 밟는 사람이 있다.

간염 바이러스의 캐리어는 약 600만 명

이미 서술했듯이 바이러스 간염은 세 가지 형으로 분류할 수 있다. A형 간염, B형 간염, 비A비B형 간염이다. 간염의 원인이 되는 이런 바이러스를 가지고 있는 사람(캐리어)은 전국에 600만 명(그중 B형 간염이 300만 명) 있다고 추정되고 있다.

캐리어라고 해서 누구나가 간염에 걸린다고는 할 수 없다. 600만 명 중 대부분의 사람은 다행히 발병하는 일없이 일생을 마칠 수 있다. 그러나, 그 중 몇 할인가의 사람은 확실히 간염, 간경변, 간암 등이 되고, 다시 그 중의 몇 퍼센트인가는 불행하게도 그런 병이 원인이 되어 죽게 되어 있다.

만성화된 바이러스 간염은 예전에는 매우 치료가 어려운 병이었다. 근대 의학이 발달한 현재에도 치료가 성가신 병이다. 그러나, 다행하게도 A형 간염이나 캐리어가 가장 많은 B형 간염은 치료법도 확립되고 있다. 그렇지만, 치료보다 예방이 급선무다. 그러기 위해서는 캐리어를 한 사람이라도 많이 찾아내는 것이 중요하다.

간염은 간암으로 이행하는가

간암 발생율과 B형 간염 바이러스

세계에서 간암이 많이 발생하는 나라는 동남 아시아와 아프리카이다. 한편, B형 간염 바이러스 캐리어는 전 세계에 2억2000만 명 있다고하며, 이 중의 3분의 2가 동남 아시아에 집중되어 있다고 한다.

이런 사실에서 간암과 간염의 관계가 논의되게 된 것이다. 실제 B형간염이 진행해서 간경변이 되면 마지막에는 간암을 합병하는 율도 높아진다고 하는 연구도 있다. 간암의 증상은 우리나라에서는 80％가 간경변을 수반하고 있다고 하는 점이 큰 특징이라고 한다.

만성 간염→간경변→간암은 일련의 병

배로 침을 찌르고 간장의 조직을 조사하는 간생검이라고 하는검사로 Y 선생이 조사한 바에 따르면, 96명의 B형 만성간염 환자중 간경변까지 진행된 사람은 30명(31％) 있고, 이런 사람의 간장을간생검으로 조사하자, 15명(16％)의 환자로부터 간세포암이 발견되었다고 한다.

　이런 사실에서 대부분의 학자들은 만성 간염, 간경변, 간암은 일련
의 질환으로 보고 있다. 이와같은 생각은 간장병 연구자의 일치된 의견

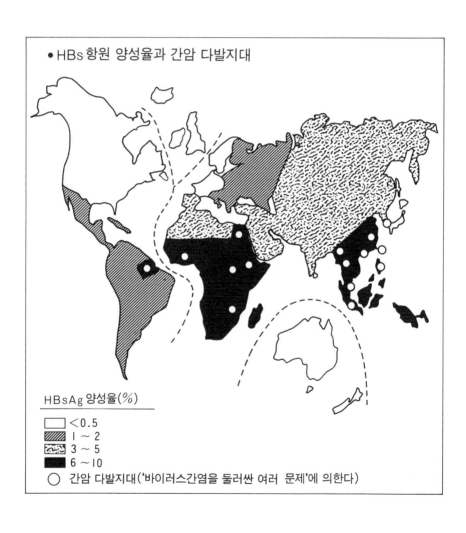

●HBs항원 양성율과 간암 다발지대

HBsAg 양성율(%)

☐ <0.5
▨ 1~2
▧ 3~5
■ 6~10
○ 간암 다발지대('바이러스간염을 둘러싼 여러 문제'에 의한다)

이라고 말할 수 있을 것이다.

　20년에서 30년 쯤 전은 식도정맥류 파열이나 간성혼수가 간경변의 중요한 합병증이었다. 현재는 여기에 간세포암이 한패가 된 것이다.

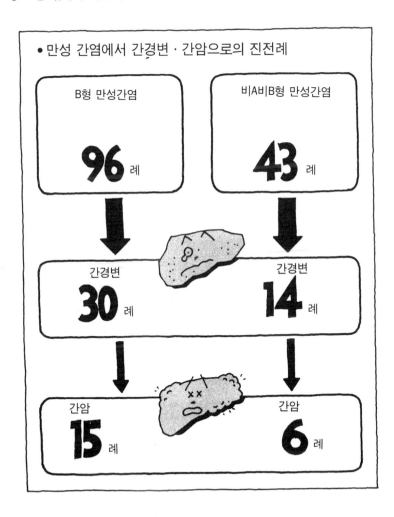

• 만성 간염에서 간경변 · 간암으로의 진전례

B형 만성간염	비A비B형 만성간염
96 례	**43** 례

간경변	간경변
30 례	**14** 례

간암	간암
15 례	**6** 례

바이러스 보균자는
부모로부터 자식에게 계승된다

만성 간염이 발견되면

바이러스 간염 중 급성 간염에서 만성 간염이 되는 것은 B형 간염과

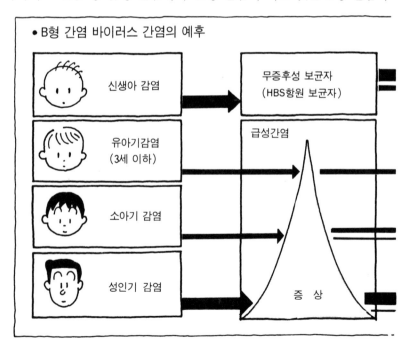

• B형 간염 바이러스 간염의 예후

신생아 감염 → 무증후성 보균자 (HBS항원 보균자)

유아기감염 (3세 이하)

소아기 감염

성인기 감염

급성간염

증 상

비A비B형 간염이라고 하는 얘기를 했다.

급성 간염의 시기가 확실하지 않고 갑자기 만성 간염으로써 발견되는 케이스도 있다. 그것은 B형 간염 바이러스를 가지고 있어도 아무 증상없이 보통 생활을 하고 있는 사람(이와같은 사람은 HB$_s$항원의 캐리어라고 한다)이 30세 가량 되어서 식욕이 없고, 나른하다, 쉽게 피로하다고 하는 증상의 습격을 받거나 혹은 간장해가 나타나서 발견된다. HB$_e$항원 양성이라고 하는 것은 B형 간염 바이러스의 양이 많다. 즉 바이러스의 양이 증가하고 있다는 표시다.

이와 같은 HB$_s$항원 캐리어의 대부분은 신생아기나 유아기에 B형 간염 바이러스에 감염되어 이후 지속적으로 체내에서 바이러스를 증식시키고 있는 사람이다. HB$_s$항원 캐리어는 무증후성 보균자로서 오랫동안 아무 일도 없이 지내지만 그런 사람들은 성인이 된 후 만성 간염으로 되고,

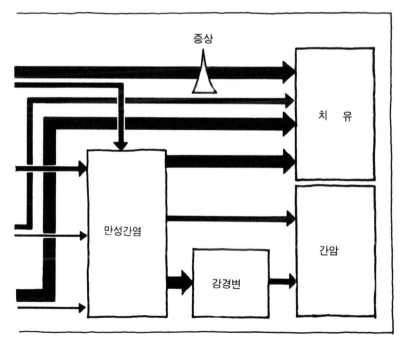

악화되면 간경변, 더욱이 간암으로 전진하는 케이스조차 있는 것이다.

모친에게서 받은 B형 간염 바이러스

신생아나 유아기는 하루 중 대부분을 모친과 보낸다. 모친이 HB$_s$항원 캐리어라면 아이도 당연히 감염 위험에 노출된다.

신생아 같으면 태어났을 때에 산도에서 감염될 위험이 가장 많다. 다음으로 위험한 것이 3세 정도까지의 유아 경우다. 항체를 만드는 능력이 약하고, 모친을 비롯해 주변의 접촉하는 사람으로부터 들어올 가능성이 크기 때문이다. 치솔이나 부친의 면도 도구로부터 감염되는 경우도 생각할 수 있다. 그렇지만, 여기에 대해서는 확인되고 있지 않다. 단, 주의하는 것보다 더 좋은 일은 없다. 특히 주사 바늘을 매개로 하는 감염에는 배려가 필요할 것이다.

이런 감염에는 유효한 대책은 좀체로 세울 수 없지만, 예방법은 있다. 출생시에 감마글로부린이라고 하는 약을, 그리고 2개월 후에 왁찐을 3회 접종하면 간염 발증을 예방할 수 있다. 실제, 이런 예방 조치는 1980년 1월 1일 이후 HB$_e$항원 양성의 모친에게서 태어난 아기에 대해서는 무료로 실시되고 있다.

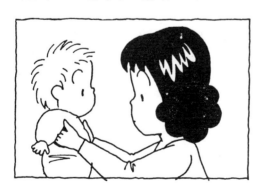

● 간염 바이러스는
부모로부터 자식에게

치료상 가장 문제가 되는
비A비B형 간염

만성간염 환자의 3분의 1은 비A비B형 간염

현재 우리나라에는 약 150만명의 만성 간염환자가 있다고 추정되며, 그중 3분의 2가 비A비B형의 만성 간염이다.

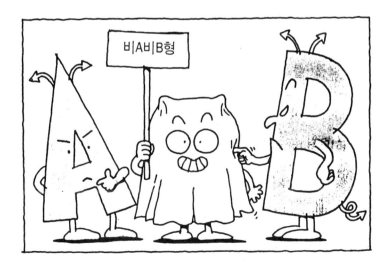

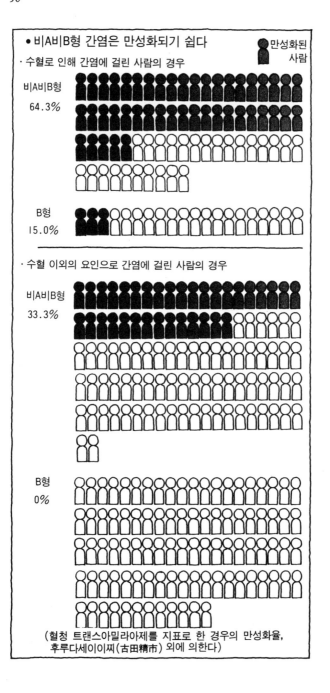

● 비A비B형 간염은 만성화되기 쉽다

· 수혈로 인해 간염에 걸린 사람의 경우

만성화된
사람

비A비B형
64.3%

B형
15.0%

· 수혈 이외의 요인으로 간염에 걸린 사람의 경우

비A비B형
33.3%

B형
0%

(혈청 트랜스아밀라아제를 지표로 한 경우의 만성화율,
후루다세이이찌(古田精市) 외에 의한다)

A형 간염, B형 간염은 분명히 바이러스성으로 바이러스의 형태도 알고 있다. 그 때문에 그 원인이 되는 바이러스에 효과가 있는 약제가 잇달아 개발되고 있다.

그러나, 비A비B형 간염에 대해서는 바이러스성임에는 틀림없지만, 바이러스의 형태가 확실하지 않다. 그 때문에 GOT, GPT를 지표로 한 대증 요법이 실시되고 있는 것이 현상태다.

바이러스의 형태를 확정하는 것이 급선무

GOT, GPT라고 하는 것은 간장의 기능을 보기 위한 표준으로 GOT, GPT가 30단위 이하라면 정상. 그러나, 이것이 200 혹은 300단위 이상이라고 하는 경우가 되면 입원해서 치료받게 된다. 비A비B형 간염에 대해서는 항염증제나 세포 보호 작용이 있는 약제를 투여해서 GOT, GPT가 저하되면 약의 효과도 일단 만족하지 않으면 안된다. 그로 인하여 간염의 예후는 확실히 개선되기 때문이다.

그것은 어쨌든 오늘날 우리나라에서는 B형 간염이 '21세기의 국민병'이라고 일컬어져서 사회 문제가 되고 있다. 장차, 이 B형 간염에 못지 않은 사회 문제화될 것 같은 것이, 바이러스의 정체를 파악할 수 없는 바로 이 비A비B형 간염이라고 말할 수 있을 것이다.

계속 증가하는 알콜성 간염

알콜에 의한 간경변은 20% 정도인데

바이러스성이든 알콜성이든, 간장에 장해가 일어나면 만성 간염이라고 할 만한 병상을 보이고, 방치하면 이윽고 간경변이 된다.

앞서 서술했듯이 우리의 경우, 간경변의 원인으로써는 바이러스성이 가장 많고 알콜성은 20% 정도다. 여기에 반해서 구미에서는 알콜성 간염이 많고(약 60%), 바이러스성은 약 40%로 그다지 많지 않다.

그러나 우리나라에서도 1965년 이후의 알콜 소비량의 증가와 함께 알콜성 간장해의 비율이 증가해서 전체 간경변에 차지하는 알콜성 간경변의 비율은 1968년이 10% 정도였는데, 1977년에는 17% 가까이까지 상승했다. 우리나라 사람들의 음주량은 매년 증가하고 있다. 이 상태로 가면 알콜성 간염 장해도 증가하리라 생각된다.

매일 6잔씩 5년간 계속 마시면 간장에 장해

간세포 중에는 알콜을 분해하는 효소가 있지만, 이 간세포내 효소의

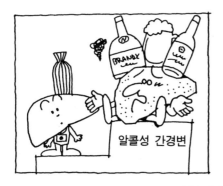

알콜성 간경변

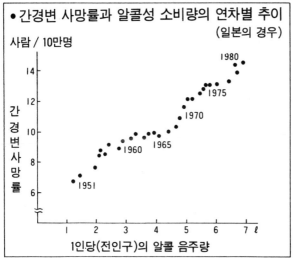

● 간경변 사망률과 알콜성 소비량의 연차별 추이
(일본의 경우)

사람 / 10만명

간경변사망률

1인당(전인구)의 알콜 음주량

능력을 초월하는 것 같은 음주법을 취하면 간장이 선유화(線維化)하고
딱딱해져서 간경변이 되거나 알콜성 간염이 된다.

5년간에 걸쳐서 매일 6잔 이상의 술을 쉬지 않고 계속 마시면 50%의
사람이 간장 속에 지방이 쌓이는 지방간이 되고, 20%의 사람이 간염과
비슷한 병상을 보인다고 한다.

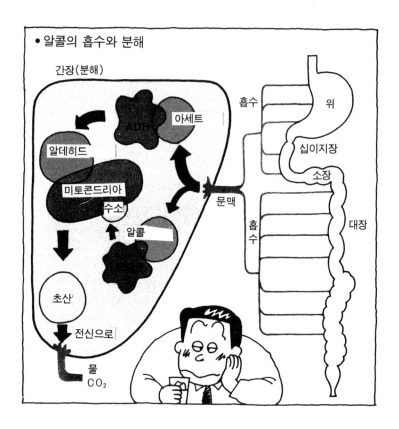

알콜성 간염의 증상

알콜성 간염에서는 식욕부진, 복통 등의 소화기 증상이 중심이 된다. 그러나 자각증상이 없는 경우도 적지 않다. 오랫동안 자각 증상이 없다가 어떤 때 간장에 이변을 느끼고 병원에 가면 이미 간경변이 되어 있었다고 하는 경우도 있다.

알콜성 간염에서 가장 빈도가 높은 소견은 간종대(肝腫大)다. 또한, 간기능 검사를 실시하면 GOT, GPT 모두 상승한다. 알콜성 간염에서는 특히 GOT의 상승이 저명하다.

A형 간염과 수혈 후 간염

HA항체를 갖지 않은 젊은 사람이 걸리기 쉬운 A형 간염

지금까지 보아 왔듯이, 바이러스 간염에는 A형 간염, B형 간염, 비A비B형 간염 세 가지 형태가 있다. 이중, B형 간염과 비A비B형 간염에 대해서는 몇 가지의 성가신 문제가 있다는 점은 이미 지적했던 바와 같다.

그럼 A형 간염은 어떨까?

A형 간염은 음식물이나 음료수를 통해서 감염되기 때문에 때로는 대유행을 초래한다. 근년은 위생 상태가 좋아 차츰 적어지고 있다. 게다가 만성화되지 않기 때문에, 다른 바이러스 간염에 비하면 문제는 비교적 적다고 말할 수 있다.

A형 간염의 증상은 우선 발열이 있고, 이어서 황달이 나타난다. 전신이 나른하며, 식욕감퇴 등의 증상이 나타나는 경우도 있다. 대부분은 1주일 안에서 1개월 안에 회복되고, 만성화되는 경우는 없다. 단지, 극증화되어 생명을 단축시킬 가능성도 약간이지만 있기 때문에 안정은

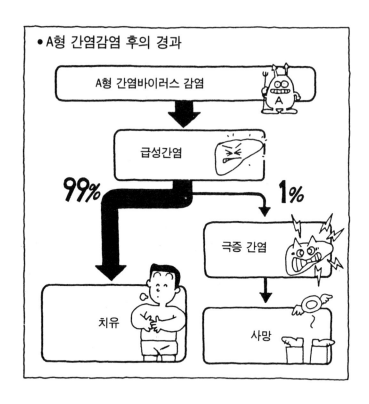

꼭 지켜 주기 바란다. 만일, 그 이상 증상이 계속되거나 간장 기능에 이상이 보여지거나 할 경우는 바이러스 이외의 요소가 원인일 가능성이 있다.

　현재 우리나라에서의 A형 간염은 동남 아시아 등 위생 상태가 별로 좋지 않은 지역으로부터 여행자가 가지고 들어오는 케이스가 많고, 비교적 간단하게 치료되는 케이스가 많지만 위생 상태가 좋은 환경에서 성장한 현대의 어린이들은 A형 간염 바이러스에 대한 항체(HA항체)를 가지고 있지 않기 때문에, 여러가지 동기로 대유행하지 않는다고도 할 수 없다. 따라서, 외출에서 돌아왔을 때, 식사 전 화장실에서 나왔을 때

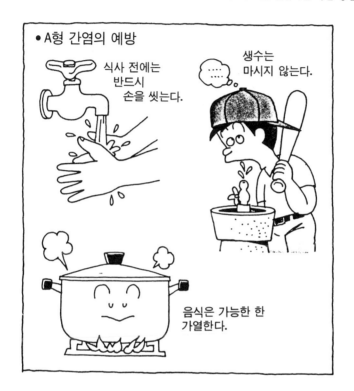

등에는 반드시 손을 씻는 습관을 몸에 익혀두는 것이 중요하다.

적어진 수혈 후 간염

수혈 후 간염이라고 하는것은 수혈받은 혈액 속에 바이러스가 혼입되어 있기 때문에, 간염이 된 경우를 말한다.

옛날에는 B형 간염이 수혈 후 간염의 대부분을 차지하고 있었지만, 수혈할 혈액을 체크하는 시스템이 완성된 후 수혈 후의 B형 간염은 거의 없어졌다.

B형 간염에 유효한
인터페론과 왁찐

B형 간염 바이러스의 증식을 억제하는 인터페론

바이러스 간염의 치료에 관해서 가장 눈에 띄는 것은 인터페론이다. 신문의 과학란에서 암 치료약으로써 종종 등장하는 이름이기 때문에 알고 있는 독자분도 많으리라 생각한다. 인터페론이라고 하는 것은 한마디로 말하자면 인간의 세포가 만들어내는 단백질이다.

이 단백질에는 세포 속에서 늘어나는 바이러스의 증식을 억제하는 작용이 있다. 이 성질을 이용하면 B형 간염 바이러스의 증식도 억제할 수 있기 때문에 매우 주목받고 있다.

인터페론 외에도 항바이러스제의 개발이 촉진되고 있다. 인터페론과 생체측의 임파구를 자극하는 약제를 병용하면 더욱 효과를 기대할 수 있다.

항바이러스제의 임상실험

B형 간염 바이러스의 지속 감염으로 인한 B형 만성 간염은 바이러스

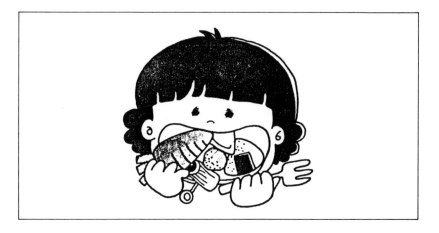

에 감염된 간세포가 파괴되고, 그 결과로써 간장이 장해받는 병이다. 따라서, 병적 상태에서는 B형 간염 바이러스의 증식이 당연히 활발해진다.

그래서 B형 만성 간염의 원인인 바이러스의 증식을 억제하거나 몸 속에서 바이러스를 배제해 버리면 간염은 좋아지지 않을까 라고 하는 생각은 당연한 것이다. 그런 생각에 근거해서 등장한 것이 항바이러스제다.

항바이러스제로써는 조금 전의 인터페론 외에 아라 A라고 하는 약이나 아시크로비 등이 있고, 현재 이것들에 대해서 임상실험이 진행되어 어느 정도의 효과가 인정되고 있다.

다음에 그런 임상실험의 성적에 대해서 살펴보기로 한다. 더욱이 원인 바이러스를 아직 모르는 비A비B형 만성 간염에 대해서는 항바이러스제의 임상 실험 계획은 아직이다.

현재는 아직 항바이러스제의 효과는 일시적

① 인터페론

B형 만성간염에 대한 인터페론의 유효성을 검토하는 임상실험은 세계 각지에서 이루어지고 있는데, 대부분의 경우 바이러스의 증식 억제 효과는 일시적이다. 그렇지만, 장시간에 걸쳐서 바이러스의 증식을 억제했다고 하는 예도 20~30% 볼 수 있기 때문에, 앞으로 기대를 가질 수 있는 것이라고 생각하고 있다.

인터페론을 투여했을 때의 부작용은 발열이 많은 것 같다. 이 발열은 투여받은 사람의 대부분 모두에게서 볼 수 있다. 그러나 시간의 경과와 함께 가라앉는 습관적 경향을 볼 수 있다. 또한, 전신 권태감, 두통, 근육통, 관절통이라고 하는 부작용도 보고되고 있지만 이런 증상은 투여를 중지함으로써 없어진다.

② 아라 A

아라 A의 효과도 인터페론과 대체로 같다. 즉, 바이러스 증식억제 효과는 대부분의 경우 일시적이고, 영속적인 항바이러스 효과를 볼 수 있는 것은 20~40% 전후라고 한다. 부작용으로써는 백혈구나 적혈구 등의 감소, 식욕 부진이라고 하는 소화기 증상이 보고되고 있지만, 휴양으로 인해서 가라앉는다.

③ 아시크로빌

아시크로빌은 헤르페스 감염증에 대한 유효성이 인정되고 있다. 그러나 B형 만성 간염에 대해서는 인터페론, 아라 A만큼의 효과는 인정되고 있지 않다.

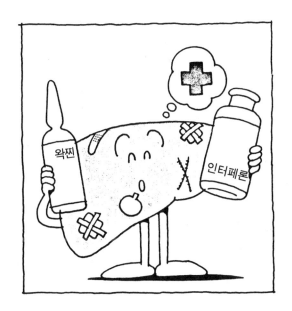

모자감염 예방에 유효한 감마글로블린 왁찐

　B형 간염은 어머니로부터 자식에게 감염되며, 그것을 예방하기 위해서는 B형 간염 왁찐을 접종하면 된다고 하는 이야기를 이미 했다. B형 간염 왁찐은 현재 이 바이러스의 표면 항원을 가지고 있는 특정한 사항의 혈액으로 만들기 때문에 대량 생산할 수 없는 고민이 있지만 간신히 유전자 재조합 기술에 의해 대량 생산에 들어갔다.

　더욱이 혈액 속 한 성분인 감마글로블린(특히 B형 표면 항원에 대한 항체를 포함한다)도 B형 간염의 예방에 유효하다는 사실이 밝혀졌다. 환자가 이 바이러스에 감염되어도 48시간 이내에 이 감마글로블린을 맞으면 B형 간염은 완전히 예방할 수 있다. 왁찐과 함께 빼 놓을 수 없는 예방약이다.

바이러스성이나 알콜성이라도 치료의 기본은 식사 요법

만성 간염의 치료는 안정과 식사가 기본

만성 간염에 걸리면 아무리 좋은 치료를 받아도 1개월이나 2개월에는 치료되지 않는다. 역시 치료되기까지 수년을 각오하지 않으면 안되고, 간장을 돌보는 것 같은 생활이 특히 필요하다.

만성 간염에는 최근 확실히 여러 가지 약이 연구되어 있다. 그렇지만 아직 한계가 있다. 역시 다른 만성 질환과 마찬가지로 안정과 식사 요법이 중요하다.

안정이 왜 좋은가

간장병에는 안정이 특히 중요하다. 누워 있을 때에 간장으로 흐르는 혈액이 서면 70%로 떨어지고, 걸으면 50%까지 떨어지기 때문이다. 즉, 안정을 취하고 있으면 간장에 충분한 혈액이 흘러 산소나 영양소가 간장으로 건너가는데 반해서 서거나 걷거나 하면 그것이 불충분해져서 그렇지 않아도 약해져 있는 간장에 부담이 가해지게 되기 때문이다.

사회생활을 계속하면서의 치료가 필요

만성 간염은 완전히 치료될 때까지는 수 년, 혹은 십 수년이나 걸리는 경우가 있다. 그 동안 쭉 입원하고 있을 수도 없다. 그렇게 오랫동안 사회 생활을 스톱할 수는 없기 때문이다.

일반인과 같은 사회생활을 영위하면서 치료를 계속하지 않으면 안된다. 대단한 일이다. 그러나 불가능한 일은 아니다. 사실 안정된 상태의 만성 간염이나 간경변이라면 활동하면서 치료하는 일은 충분히 가능하다.

중요한 것은 매일의 식사다. 간장을 강화하고, 간장에 부담을 주지 않는 식사 요법을 계속 할 수 있는지 어떤지가 포인트가 된다. 이것은 바이러스성이든 알콜성이든 마찬가지다.

만성 간염의 식사 요법에서는 동물성 단백질을 충분히 섭취하고, 더구나 그 사람의 운동량에 따라서 충분한 에너지를 섭취할 것, 그리고 야채

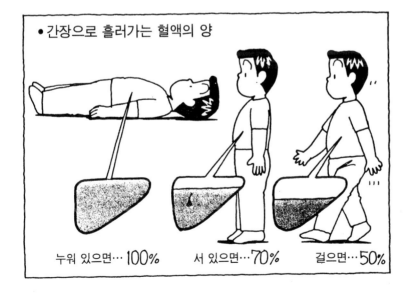

● 간장으로 흘러가는 혈액의 양

누워 있으면… 100%   서 있으면… 70%   걸으면… 50%

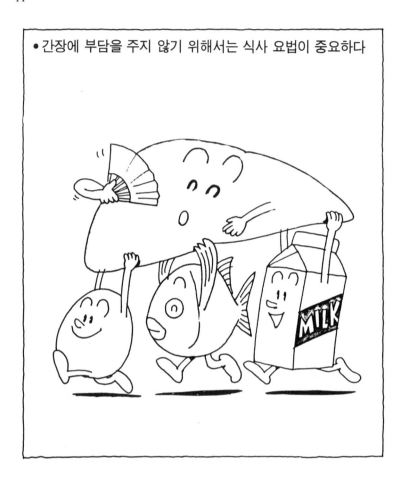

● 간장에 부담을 주지 않기 위해서는 식사 요법이 중요하다

나 과일에 포함되어 있는 미네랄, 비타민을 잊지 말고 보급하는 것이 기본이다. 간장병의 식사 요법이라고 해도 어려운 것은 아니다. 요는 밸런스 잡힌 식사를 규칙적으로 섭취한다고 하는데 달려 있다.

알콜성 간염의 경우 금주는 당연하지만, 바이러스성에서도 병의 경과를 지연시킨다고 하는 의견이 있기 때문에 가능하다면 금주가 바람직하다고 말할 수 있을 것이다.

간장의 작용―
식사와 간장의 밀접한 관계

간장에서 혈액으로 운반된 영양분을 에너지로 바꾼다

간장은 복부 상부의 조금 오른쪽에 치우쳐 있고, 무게는 900~1300 g이나 된다. 몸 속에서 가장 큰 장기(臟器)다. 그러나 간장에는 '몸집이 큰 사나이는 온 몸에 지혜가 돌지 못해 꽤 바르지 못하다'고 하는 말은 통용되지 않는다. 간장의 작용은 매우 섬세, 치밀하고 복잡하다.

간장의 작용을 한 마디로 말한다면, 물질 대사의 작용이라고 말할 수 있다.

음식물은 위나 장에서 소화된 후, 단백질, 지방산 등으로 분해되어 혈관으로 혹은 임파계로 들어간 후 간장으로 간다. 간장은 그런 영양분을 에너지로 바꿈과 동시에 한편으로는 글루코오스, 아미노산, 알부민, 지질 등으로 바꾸어 다시 몸으로 내보낸다. 당연히 몸에 필요없는 당질은 글루코겐으로써 간장 속에 저장된다. 그 뿐만 아니다. 간장은 알콜 등 독이 있는 것을 분해하는 작용도 한다. 더욱이 혈액을 조절하거나 비타민 대사에도 관계하고 있다.

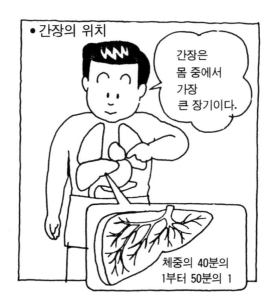

• 간장의 위치

간장은 몸 중에서 가장 큰 장기이다.

체중의 40분의 1부터 50분의 1

식사로 간세포를 강화한다

간염이나 간경변의 발증은 식사와는 직접 관계가 없다. 그러나, 간염이나 간경변이 되어서 간세포가 장해받으면 식사면에서 간세포를 강화하지 않으면 안된다.

혈액이나 세포를 구성하는 주된 성분은 단백질이다. 간장병의 식사요법은 단백질이 기본이라고 하는 이유는 그 때문이고, 특히 동물성 단백질을 충분히 섭취함으로써 간세포가 강화되는 것이다.

고기나 생선이라고 하는 고단백 식품 뿐만 아니라, 야채나 과일도 빼놓을 수 없다. 거기에 포함되어 있는 비타민이나 미네랄을 보급하는 것도 영양의 밸런스면에서 생각하면 중요하기 때문이다. 그리고 운동량에 맞는 적정한 에너지를 섭취할 것. 장해받은 간장도 그런 식사요법에 의해서 치료해 가는 것이다.

● 간장의 작용

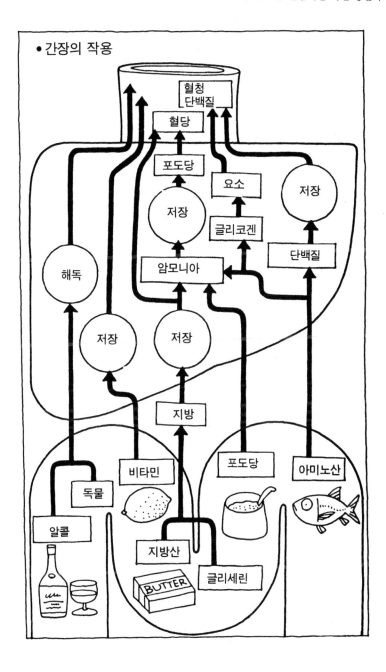

간염 체크 테스트

옳다고 생각하는 것에는 ○, 틀리다고 생각하는 것에는 ×를 쳐 주기 바란다.

1. 간장은 '침묵의 장기'로 자각 증상을 믿을 수 없다.

2. 간염이 만성화되면 간경변이나 간장암이 되는 경우도 있다.

3. B형 바이러스의 캐리어는 300만 명 있다고 한다.

4. 구미에 비해서, 우리나라는 알콜성 간염이 많다.

5. 세계에서 간암이 많이 발생하는 나라는 동남 아시아와 아프리카다.

6. HBS항원 캐리어의 대부분은 부모로부터 감염되는 케이스가 많다.

7. 비A비B형 간염은 치료가 쉽다.

8. 알콜성 감염 환자수와 알콜소비량과는 정비례하지 않는다.

9. 알콜성 간염이 되면 GOT가 상승한다.

10. A형 간염은 음식물이나 음료수를 통해서 감염된다.

11. 수혈로 인한 B형 간염은 매년 증가하고 있다.

12. B형 간염의 치료에는 인터페론이 유효하다.

13. 간염의 발증은 식사와는 직접 관계가 없다.

14. 만성 간염의 치료는 안정과 식사가 기본이다.

15. 만성 간염의 식사 요법의 기본은 고단백·저지방이다.

16. 알콜성 간염의 경우는 금주가 바람직하다.

17. 젊은 사람은 HA항체를 가지고 있는 사람이 많기 때문에 A형 간염에는 걸리기 어렵다.

18. GOT, GPT가 30단위 이하라면 간 기능은 정상이다.

19. B형 간염 바이러스의 캐리어라면 반드시 간기능 장해의 습격을 받는다.

20. 우리나라에서는 간염 환자가 매년 늘고 있다.

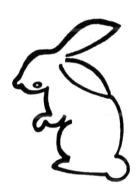

간염 체크 테스트 정답

①	②	③	④	⑤	⑥	⑦	⑧	⑨	⑩
○	○	○	×	○	○	×	×	○	○
⑪	⑫	⑬	⑭	⑮	⑯	⑰	⑱	⑲	⑳
×	○	○	○	○	○	×	○	×	○

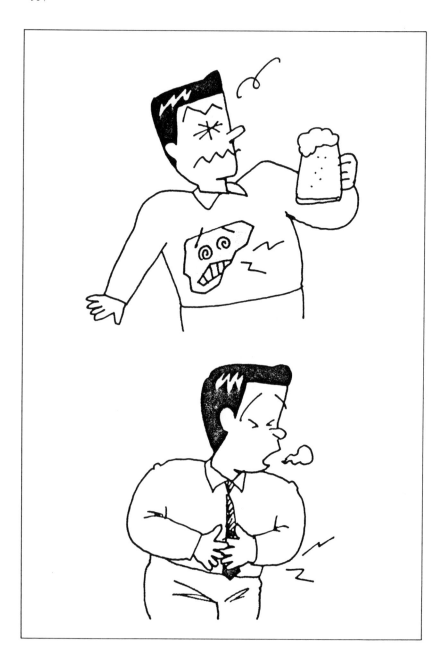

□제2부□

●실천편●

간염 극복의 길

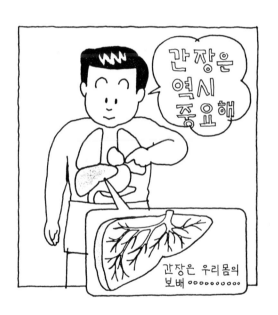

식사 요법 6가지의 기본

에너지의 양

만성 간염의 환자에 대한 식사 요법으로는 옛날에는 고에너지식이 좋다고 생각되어 왔었다. 그러나 고에너지식으로는 비만을 초래할 뿐으로 지금은 환자의 운동량이나 비만도에 따라서 에너지양이 결정되게 되었다.

일반적으로 건강한 성인의 섭취 에너지량은 2200~2400Kcal로 생각되고 있지만, 운동 제한을 지시받고 있는 사람은 그 90% 정도의 에너지를 섭취하는 것이 좋을 것이다.

단백질의 양

만성 간염의 식사 요법에서 가장 중요한 것은 고단백식이다. 보통 사람의 경우라면 체중 1kg당 1g의 단백질을 섭취하면 충분하지만, 만성 간염 환자의 경우에는 체중 1kg당 하루 1.5~2g 정도를 표준으로 섭취한다.

야채나 과일도 동물성 식품과 함께 섭취한다

고단백식이라고 하게 되면 아무래도 고기라든가 생선 등 동물성 식사가 된다. 이런 식사를 할 때에는 야채나 과일을 먹지 않으면 균형이 잡히지 않는다. 또한, 야채나 과일은 변통을 조절하는데도 중요하다.

탄수화물은 단백질의 이용률을 높인다

단백질을 많이 먹어도 탄수화물을 섭취하지 않으면 모처럼 먹은 단백질이 몸 속에서 용해되지 않는다. 고기, 생선, 야채에 포함되어 있는 탄수화물은 많지 않으니까, 탄수화물은 곡류에서 섭취하도록 한다. 한 끼의 식사에 공기의 밥이나 빵, 우동 등의 주식을 빼놓을 수 없다.

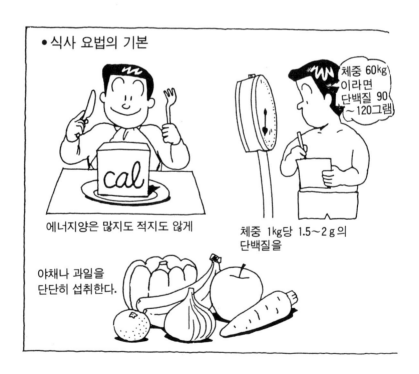

• 식사 요법의 기본

체중 60kg 이라면 단백질 90~120그램

에너지양은 많지도 적지도 않게

체중 1kg당 1.5~2 g의 단백질을

야채나 과일을 단단히 섭취한다.

커피, 홍차, 조미료는 적당히

술은 알콜성 간염은 물론 바이러스 간염에서도 병의 경과를 지연시킨다고 하니까, 가능하면 끊도록 한다.

신경질 내지 말고 맛있게 먹는다

만성 간염의 식이 요법이라고 해도 특별히 신경질을 부릴 필요는 없다. 특별한 식사를 만드는 가족의 노고도 대단할 것이고, 환자 본인도 부끄럽게 느껴지는 생각을 하지 않으면 안된다.

좀 과식했다고 생각되면 다음날 절제하면 되는 것이다. 현명한 부인이 만든 가정 요리라면 환자에게도 좋은, 균형 잡힌 식사라고 말할 수 있지 않을까?

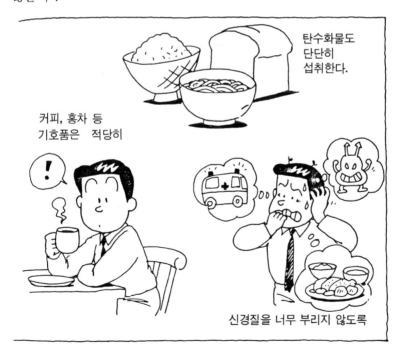

식사 요법은
양질의 단백질 섭취에서부터 시작된다

고단백식으로 간경변 환자의 수명이 연장된다

당뇨병의 식사 요법에서는 하루 섭취 에너지가 가장 중요하지만, 만성 간염, 혹은 간경변 환자의 경우는 고단백식의 식사 요법이 중심이 된다.

다음의 그림을 보기 바란다. 이것은 '간경변 환자는 단백질을 제한하지 않으면 안된다'고 일컬어지던 시대의 식사 요법과, 고단백식을 실시하는 현재 환자의 생존률을 비교한 것이다.

이 그림에서 알 수 있듯이, 고단백식으로 치료한 간경변 환자는 3년 후에도 50 % 이상 생존해 있다. 그러나, 단백질이 적은 탄수화물 중심으로 식사를 하고 있었던 옛날의 간경변 환자의 2년 후의 생존률은 20 %이하 밖에 안된다.

몸 속에서 만들 수 없는 필수 아미노산

그럼, 어떤 단백질을 먹으면 될까?

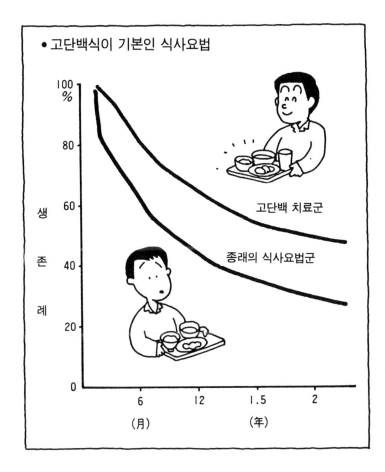

• 고단백식이 기본인 식사요법

고단백 치료군

종래의 식사요법군

생존례

(月)   (年)

단백질은 아미노산으로 되어 있다. 그러나 아미노산에도 몸 속에서 만들 수 있는 것과 그렇지 않은 것이 있다. 몸 속에서 만들 수 없는 아미노산은 식사에 의해 보충하지 않으면 안되며, 이것을 필수 아미노산이라 부르고 있다. 필수 아미노산은 간염이 아닌 건강한 사람에게도 물론 필요한 것이지만, 간장 장해가 있는 사람에게는 간장을 보강하는 의미에서 특히 필요한 성분이다.

이 필수 아미노산은 납두(발효한 콩에 간을 해서 말린 것)나 두부 등의 식물성 단백질보다도 고기나 생선 등의 동물성 단백질에 많이 포함되어 있다.

간장 장해가 있는 사람은 이런 동물성 단백질을 충분히 섭취하지 않으면 안되는 것이다.

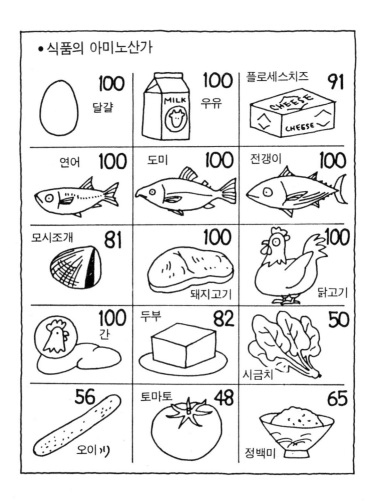

● 식품의 아미노산가

1일 최저 90g의 단백질을 섭취하자

동물성 · 식물성 단백질을 모두 섭취한다

동물성 식품에 필수 아미노산이 많이 포함되어 있기 때문에, 간장이 나쁜 사람은 이런 식품을 먹을 필요가 있다고 서술했다.

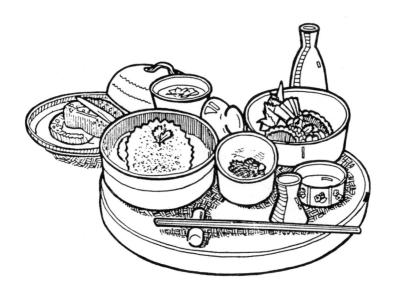

그러나 그렇다고 해서 고기나 생선만 먹고 있으면 된다고 하는 의미는
물론 아니다. 식물성 단백질에는 동물성 단백질에 포함되어 있지 않은
종류의 아미노산이 포함되어 있기 때문에, 이것도 먹지 않으면 안된다.
간장이 나쁜 사람은 1일 최저 90g의 단백질을 섭취할 필요가 있다.
이것은 동물성·식물성 단백질을 합친 양으로 절대 동물성 단백질만의

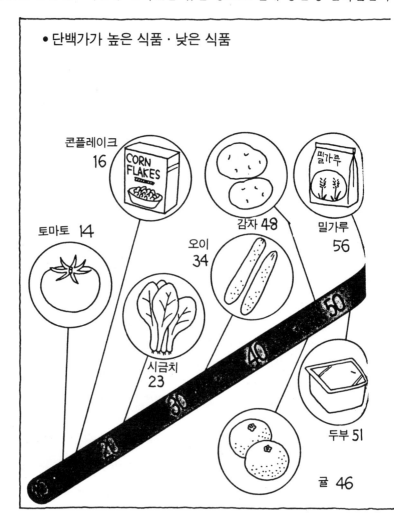

● 단백가가 높은 식품·낮은 식품

콘플레이크
16

토마토 14

오이
34

감자 48

밀가루
56

시금치
23

두부 51

귤 46

양이 아니다.

1일 90g 이라고 해도 고기를 90g 먹으면 된다고 하는 것이 아니다. 쇠고기 중에 포함되어 있는 단백질은 약 20% 정도다. 이 점에도 주의해서 요리를 만들 필요가 있을 것이다.

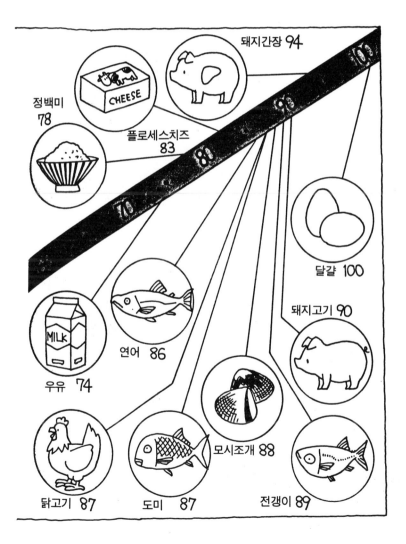

지방이 적은 생선을 많이 먹자

동물성 식품에 포함되어 있는 지방을 어떻게 할까?

동물성 단백질을 섭취한다고 해도 로스고기의 과잉 섭취는 요주의다. 지방이 많아 여분의 에너지를 섭취하게 된다. 여분의 에너지는 피하나 간장에 축적되기 때문에 몸에 좋지 않다.

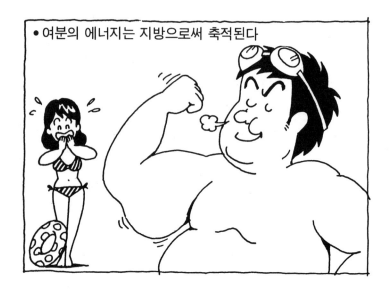

●여분의 에너지는 지방으로써 축적된다

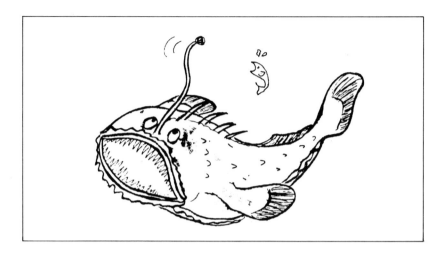

  그러므로 가능한 한 지방이 적은 닭고기 등을 먹도록 한다. 또한, 정어리나 고등어와 같은 생선에는 동맥경화를 예방하는 성분(펜타에노의 아시트)이 포함되어 있기 때문에 고기가 아니라 생선을 먹는 것은 매우 좋은 일이다

  그렇지만, 때로는 로스고기도 먹고 싶은 것이 인정이다. 그런 때는 걱정 말고 먹어 주십시요. 지방이 좋지 않다고 해도 간장에 직접 나쁜 영향을 미치는 것은 아니기 때문에 먹어도 괜찮다. 단지, 그 때에는 야채나 과일도 함께 먹도록 한다. 아니면 다음날에는 정어리나 고등어 등을 먹도록 한다. 그렇게 하면 균형 잡힌 식사가 될 것이다.

  젊은 데다가 고혈압도 아닌 그런 사람이라면 지방을 그다지 신경질적으로 생각하지 않아도 괜찮다. 특히 우리나라 사람들의 지방 섭취량은 아직 적기 때문에, 그다지 신경 쓸 일은 아니다. 그러나 어느 연령 이상이 되면 토스트에 너무 버터를 바르지 않도록 한다든가 버터 대신 마가린을 사용한다고 하는, 식생활에 있어서의 연구를 해야 한다.

● 포화지방산이 적은 어류

　어류의 기름은 포화지방의 함유량은 적고, 다가불포화지방의 함유량 쪽이 약간 많다. 특히 고등어, 전갱이라고 하는 소위 등이 푸른 생선에는 다가불포화지방산의 성분 중 하나인 에이코사펜타엔산과 도코사헥사엔산이 많이 포함되어 있다. 그 때문에 혈청 총콜레스테롤치를 감소시키는 작용이나 동맥경화 형성의 기본이 되는 혈전 형성을 억제하는 작용이 있다고 한다.

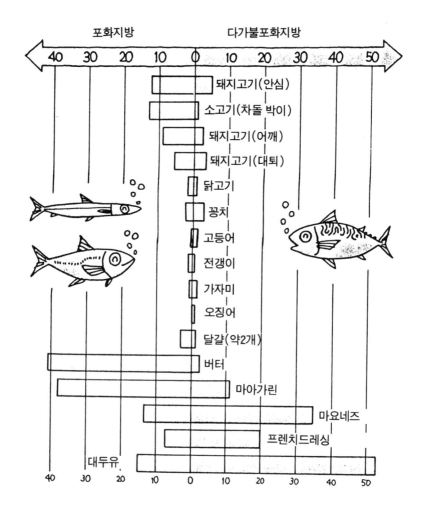

간장 장해 치료의
제일보는 금주부터

간세포의 3분의 1이 지방화되면 지방간

음주량과 간장 장해의 관계를 조사한 연구에 따르면, 장시간에 걸쳐서 알콜을 1일 평균 160g 마시면 무서운 간장 장해를 초래한다고 한다. 그러나, 1일 80g 이하의 알콜량이라면 간장 장해를 일으키는 일은 없다.

알콜성 간장 장해 중에는 지방간, 알콜성 간염, 간경변 외에 알콜성 간선유증 등이 있다. 그런 치료의 제일보는 모두 금주부터 시작된다.

간세포가 3분의 1영역에 걸쳐서 지방화되면 지방간이라고 진단을 받는다. 이 지방간은 금주로 인해서 대체로 5~6주간에 사라지는 것이다. 그러나, 알콜을 계속 마셔가면 선유화되어 버린다. 이것도 술을 끊는 것이 기본이 된다. 원인이 술에 있기 때문에 금주를 엄격히 실행하지 않으면 안된다.

GOT, GPT가 50~100단위라면 가벼운 일은 상관없다

간장 장해가 있는지 없는지를 아는 가장 빠른 방법은 간장의 기능

66

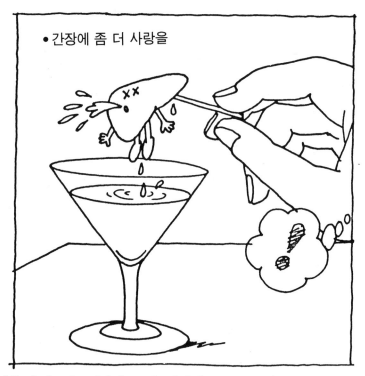

●간장에 좀 더 사랑을

검사를 받아 보는 것이다. 또한, 간장의 중증도를 아는 것도 이 검사에 의해서다.

GOT, GPT 모두 30이하가 정상이다. 그 이상이면 간장에 이상이 있다고 하는 얘기다. 간 장해가 있는 사람의 경우는 GOT, GPT가 100이하인 사람이 많고, 50~100의 범위에 있으면 비교적 안정된 상태에 있다고 말할 수 있다.

이와 같은 사람은 가벼운 일 정도는 상관없다.단, 피로가 쌓이지 않도록 하지 않으면 안된다. 일이 끝나면 가능한 한 일찍 돌아와서 휴식을 취해야 한다. 잔업을 하지 않거나 동료와의 교제를 하지 않는 것은 괴롭겠지만, 그때가 바로 참아야 할 시기인 것이다.

• 알콜에 의한 간장해

▶ 알콜성 지방간
　· 간장에 지방이 붙는다.

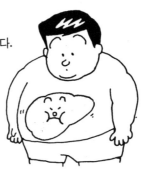

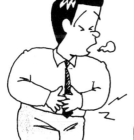

◀급성 알콜성 간염
　· 식욕부진
　· 복통
　· 구토 · 구역질

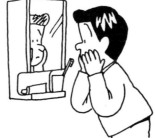

▶ 지브증후군
　· 황달
　· 혈액지방
　· 적혈구 파괴

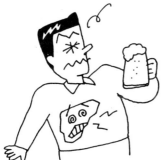

◀알콜성 간경변
　· 간경변
　· 섬유화

간염 환자는 보다 많은 비타민을

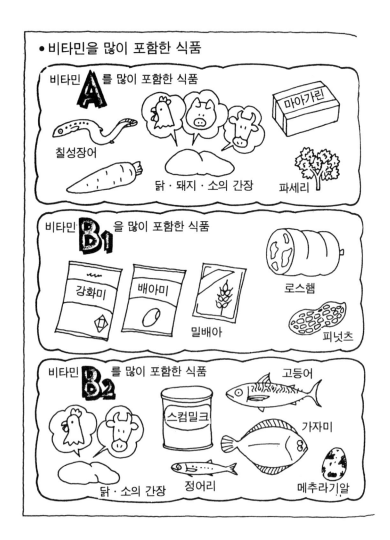

● 비타민을 많이 포함한 식품

비타민 **A** 를 많이 포함한 식품

칠성장어

마아가린

닭·돼지·소의 간장

파세리

비타민 **B₁** 을 많이 포함한 식품

강화미

배아미

밀배아

로스햄

피넛츠

비타민 **B₂** 를 많이 포함한 식품

고등어

스컴밀크

가자미

닭·소의 간장

정어리

메추라기알

비타민 대사에도 관계하는 간장

대부분의 비타민은 간장의 대사 작용에 의해 비로소 인간의 몸에 유효한 물질로 다시 만들어진다. 그러므로 간장이 나빠서 간장의 기능이 저하되면 비타민의 대사 기능도 당연히 파괴되어 버린다. 간장이 나빠지

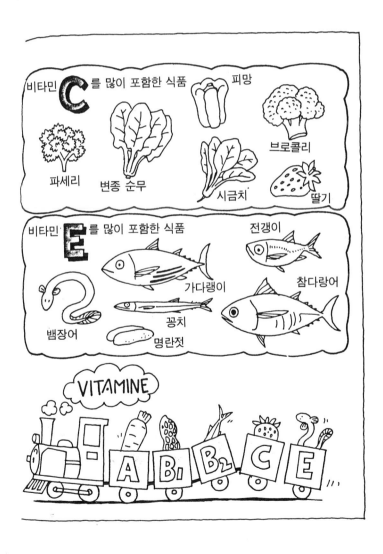

면 아무리 비타민제를 먹어도 그것이 대사되지 않기 때문에, 인간의 몸에 유효한 성분은 되지 못한다. 그 종착점은 비타민 결핍증이다. 따라서, 비타민 결핍증은 간장 장해를 표시하는 지표가 되는 경우가 있다.

그럼 간장 장해가 있는 사람은 아무리 야채나 과일 등으로 비타민 섭취에 유의해도 소용없을까? 물론 그런 것은 아니다. 간 기능이 저하되더라도 비타민이 전혀 대사되지 않는다고 하는 얘기는 아니기 때문에, 보통 보다도 많은 비타민을 섭취함으로써 비타민 부족을 보충할 수 있다.

또한 야채나 과일의 섭취는 변통 조절과 관계가 있어 간염 환자에게 있어서 특히 중요한 것이다.

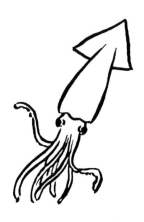

간염이 되면
절대로 알콜은 입에 댈 수 없는가?

의사가 술을 허가하는 경우도 있다

간장에 있어서 가장 나쁜 것은 술이다. 이것은 처음에 강조해 둔다.

알콜성 간염이든, 바이러스 간염이든 술을 마시고 있어서는 간염은 좋아

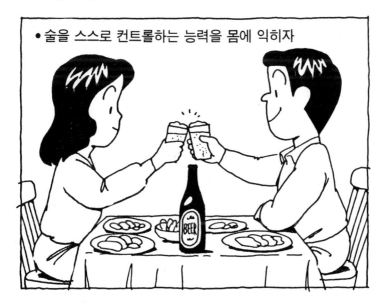

• 술을 스스로 컨트롤하는 능력을 몸에 익히자

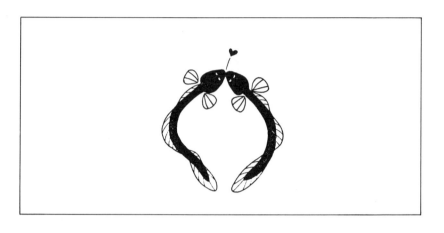

지지 않는다. 술을 마시면 식사의 밸런스가 무너지고 단백질 양이나 그 밖의 영양소가 부족해지는 경향이 있기 때문이다.특히 만성 간염이 되면 술이 병의 경과를 지연시킨다고 하는 의견도 있는 정도이니까, 간염 환자는 원칙적으로 금주를 지키지 않으면 안된다.

그 중에는 '의사가 저녁 반주 정도라면 괜찮다고 했다'고 하는 사람도 있을 것이다.

그렇다. 의사는 사람을 보고 음주 허가를 주거나 반대로 절대 금주를 선고하거나 하는 것이다. 이 사람이라면 저녁 반주를 허락해도 식욕을 돋구는 정도의 술로 그만둘 수 있다고 판단되면, 병의 상태에 따라서 술을 허가한다. 그러나 한 잔 더 한 잔 더라고 하는 식으로 점점 에스컬 레이트해 버릴 것 같은 사람에게는 술을 허가하지 않는다.

또한, 독한 술 대신 가벼운 맥주라면 괜찮을 것이라고 생각하는 사람 이 있을지도 모르지만, 대량으로 마시면 결과는 마찬가지다. 그러므로, 저녁 반주의 허가를 받은 사람도 마시는 양에 주의해서 식욕을 증진하는 정도로 마시는 것을 유의해야 한다.

● 청주 1잔에 상당하는 알콜량
(%는 알콜함유량)

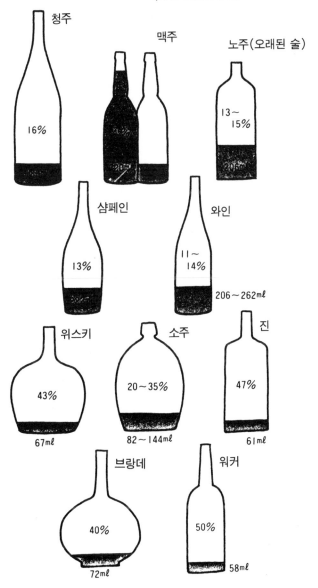

청주
16%

맥주

노주(오래된 술)
13~
15%

샴페인
13%

와인
11~
14%
206~262ml

위스키
43%
67ml

소주
20~35%
82~144ml

진
47%
61ml

브랑데
40%
72ml

워커
50%
58ml

간경변이 되어도
식사 요법을 지키면 장수 할 수 있다

만성 간염 치료의 주체는 식사 요법

만성 간염 치료의 기본은 식사 요법이다. 최근에는 바이러스 간염에 효과가 있는 약제가 개발되어 이전에 비하면 치료가 상당히 진보했지만, 의사가 아무리 좋은 약제를 사용해도 환자가 불규칙한 식생활을 보내고 있어서는 병은 좋아지지 않는다. 식사 요법을 규칙적으로 지키는 일이 약제의 효과를 충분히 발휘하게 된다.

고단백식을 섭취하고 있는 간경변 환자와 보통의 식사를 하고 있는 간경변 환자의 경우는 생명 예후가 다르다고 하는 이야기를 했다. 그것은 간경변이 되어도 식사 요법을 정확하게 지키면 충분히 장수할 수 있다고 하는 의미다. 또한 만성 간염에서 간경변으로 진전시키지 않기 위해서도 식사 요법은 중요한 치료법이다. ① 식사를 규칙적으로 한다, ② 변비에 걸리지 않는다, ③ 술을 마시지 않는다고 하는 점에 주의해서 양생에 유의하지 않으면 안된다.

그렇다면, 구체적으로 어떤 식사가 좋을까? 이것은 환자의 상태에

따라서 각각 다르기 때문에 일률적으로는 말할 수 없다. 일례를 들면
아래와 같은 식품 구성이 된다. 이것은 어느 병원의 기본 식단이다.

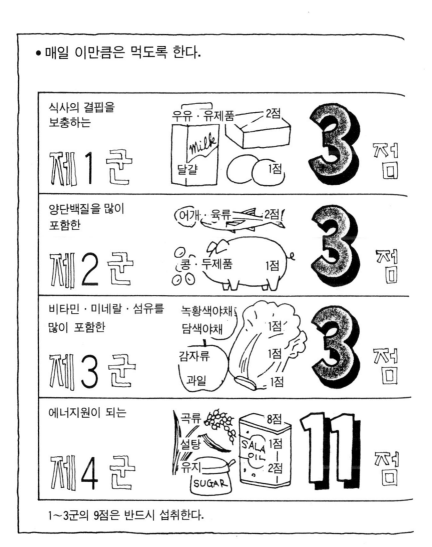

- 매일 이만큼은 먹도록 한다.

식사의 결핍을 보충하는 **제 1 군**	우유 · 유제품 ─ 2점 milk 달걀 ─ 1점	**3** 점
양단백질을 많이 포함한 **제 2 군**	어개 · 육류 ─ 2점 콩 · 두제품 ─ 1점	**3** 점
비타민 · 미네랄 · 섬유를 많이 포함한 **제 3 군**	녹황색야채 담색야채 ─ 1점 감자류 ─ 1점 과일 ─ 1점	**3** 점
에너지원이 되는 **제 4 군**	곡류 ─ 8점 설탕 ─ 1점 유지 ─ 2점	**11** 점

1~3군의 9점은 반드시 섭취한다.

이런 기본 식단을 참고로 하면서 지속하는 방법을 각각의 가정에서 생각하면서 매일의 식사를 만들어 주기 바란다.

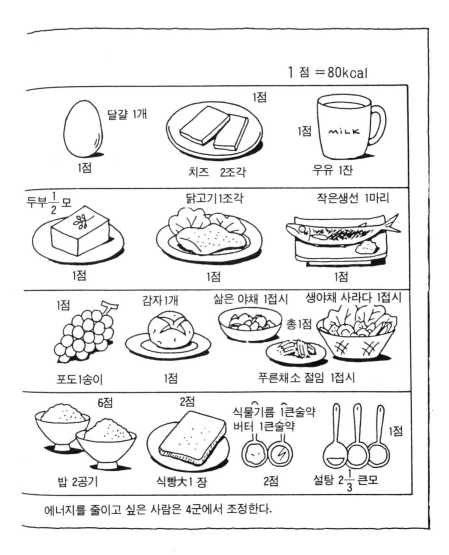

1 점 = 80kcal

달걀 1개
1점

치즈 2조각
1점

우유 1잔
1점

두부 $\frac{1}{2}$ 모
1점

닭고기 1조각
1점

작은생선 1마리
1점

포도 1송이
1점

감자 1개
1점

삶은 야채 1접시
생야채 사라다 1접시
푸른채소 절임 1접시
총 1점

밥 2공기
6점

식빵大 1 장
2점

식물기름 1큰술약
버터 1큰술약
2점

설탕 2$\frac{1}{3}$ 큰모
1점

에너지를 줄이고 싶은 사람은 4군에서 조정한다.

탄수화물이
단백질의 이용률을 좋게 한다

빵이나 밥은 단백질의 유효 이용에 도움이 된다

식사 요법이라고 하는 말에서 우선 우리들이 느끼고 있는 이미지는 일회 식사량이 제한받는 것은 아닐까라고 하는 것이다. 그러나, 다행히 간장병에서는 당뇨병과 같은 엄밀한 에너지제한의 필요는 없다. 오히려 빵, 우동, 밥 등 주식이 되는 음식물 중에 포함되어 있는 탄수화물을

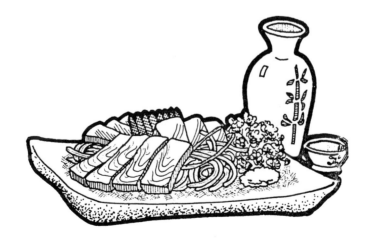

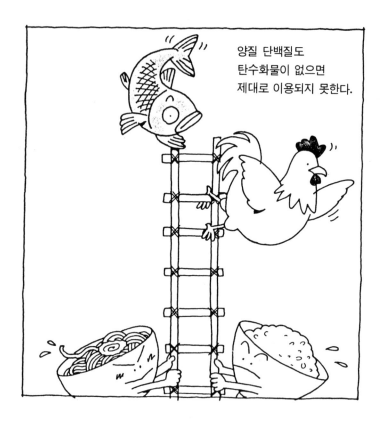

섭취하는 일은 간염식의 큰 기둥인 단백질의 이용률을 높이는데 도움이 된다.

설탕과 같은 단 것을 절제하면 주식을 상당히 많이 섭취해도 괜찮을 것이다.

간장병의 식사 요법에는 고기나 생선, 야채류 등 반찬 중심의 식단은 생각해 볼 만한 것이다. 그렇지만, 주식만 먹고 있어서는 영양의 발란스가 도저히 치료식이라고는 말할 수 없다. 부식 중심의 식사를 하면서 밥도 적당히 먹는다. 이것이 간장병에는 가장 좋은 식사 요법이다.

● 탄수화물을 많이 포함한 식품

(가식부 100중의 양)

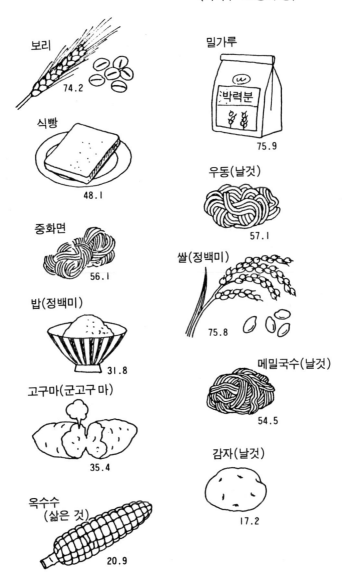

보리
74.2

밀가루
75.9

식빵
48.1

우동(날것)
57.1

중화면
56.1

쌀(정백미)
75.8

밥(정백미)
31.8

메밀국수(날것)
54.5

고구마(군고구마)
35.4

감자(날것)
17.2

옥수수
(삶은 것)
20.9

간염 컨트롤식(고단백 · 저지방)

□월요일

	요 리 명	재료(g)
아침	빵	프랑스빵 60
	홍차	홍차 ~
		밀크 40cc
		설탕 3
	사라다(딸기 드레싱)	레터스 30
		오이 30
		딸기 50
		보리새우 40
		딸기 30
		레몬즙 1 / 2 작은술
		소금 소량
	감자의 우유조림	감자 100

		스위트콘(냉동) 20
		우유 100cc
		소금 M2 / 3
		후추 소량
점심	다랑어를 넣은 김초밥	백반 70
		다시마 소량
		물 105cc
		Ⓐ 식초 1^2 / $_3$ 작은술 / 소금 M1^1 / $_3$ / 설탕 1.5
		참다랑어 붉은 살 60
		파 10
		고추냉이 ∼
		김(구운김) 1장
	초절임	생강 식초절임 20
	온천란 유채 곁들임	달걀 50
		유채(삶은것) 40
		Ⓐ 다시 60cc / 간장 2 / 3 작은술 / 미림 1 / 3 작은술
	야채 알무침	당근 30
		(실국수처럼 썬) 곤약 40
		미나리 20
		기름 2

		다시 2큰술
		술 1작은술
		설탕 8
		얼간 명란젓 30
저녁	밥	밥 220
	즉석 찐 만두	Ⓐ ┌ 닭의 저민 가슴살 80
		술 1작은술
		물 1큰술
		생강즙 M1
		소금 M1/2
		간장 1/2 작은술
		참기름 2
		└ 설탕 1
		양파 25
		갈분가루 1/2큰술
		날 표고버섯 20
		Ⓑ ┌ 갈분가루 1큰술
		└ 밀가루 1큰술
		믹스베지터블(냉동) 5
		양배추 70
		된겨자 소량
		식초 1작은술
		간장 1/2큰술
	잠두콩 갈아서 띄운	잠두콩 60

요리	사이쿄오 된장(흰) 30
	다시 180cc
	백옥분 10
	물 9cc
새고막 식초요리	새고막(횟감) 40
	미역 5
	오이 30
	식초 1/2 큰술
	묽은 간장 1/4 작은술
Ⓐ	소금 M1/4
	설탕 1.5
	다시 1큰술
후르츠	이요(伊了)캔 1개

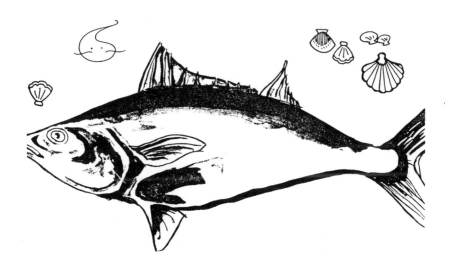

아침

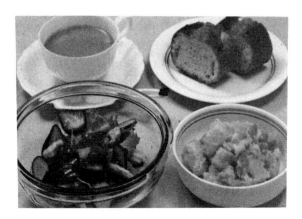

• 사라다(딸기 드레싱)

① 레터스는 물에 담궈 싱싱하게 한 후, 한 입 크기로 찢는다. 오이는 엇비슷하게 썰고 딸기는 2~4 조각으로 자른다.

② 보리새우는 머리와 등 창자를 제거하고 소금과 식초를 넣은 뜨거운 물에서 2분 정도 삶아 식힌 후 껍질을 벗긴다.

③ 믹서에 통째로 큼직큼직하게 썰어서 딸기, 레몬즙, 소금을 넣고 퓌레상태로 만들어 소오스로 이용한다.

④ 물기를 없앤 ①②를 담고, ③을 듬뿍 끼얹는다.

• 감자의 우유조림

① 감자는 껍질을 벗겨서, 한 입 크기로 썰어 물에 헹군다. 소량의 소금을 넣은 뜨거운 물에서 8분 정도 삶은 후, 뜨거운 물을 버리고 우유, 소금, 후추, 스위트콘을 넣고 감자를 부드럽게 국물이 없어질 때까지 조린다.

점심

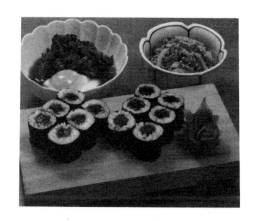

● 다랑어를 넣은 김초밥

① 쌀은 씻어서 분량의 물에 다시마와 함께 30분 이상 담가 놓는
다. 보통으로 익혀 5분 정도 뜸을 들이고 설탕과 소금을 친 식초 Ⓐ를
데워서 뿌린다. 밥을 식탁에 두고 후하게 털어 섞어서 체온 정도로
식힌다.

② 다랑어는 굵은 딱다기 모양으로 썰고 파는 채를 친다.

③ 구운 김을 가로 2장에 ②와 고추냉이를 심으로 넣고, 가늘게
만다.

● 온천란의 유채 반찬

① 달걀은 실온으로 만든 후, 소쿠리에 넣고 소금을 듬뿍 친 뜨거운
물(75~80℃)에 넣어 뚜껑을 덮고 25분간 둔다. 유채는 소금물에 삶아
물에 담궈서 식힌 후, 먹기 편하게 칼질을 한다.

② 그릇에 달걀과 물기를 꼭 짠 유채를 담고 조미료 Ⓐ를 뿌린다.

● 야채 알 무침

① 실국수처럼 썬 곤약을 재빨리 뜨거운 물에 살짝 데쳐서 먹기 편하게 칼질을 한다. 당근은 채를 치고, 미나리는 2㎝ 길이로 썬다. 명란젓은 칼 등으로 훑어 낸다.

② 남비에 기름을 두르고, 당근, 실국수처럼 썬 곤약의 순으로 볶아서 다시와 조미료를 넣고 조림 국물이 조금 남고 당근이 부드러워지면 명란젓을 넣고 볶다가 성깃성깃해지면 미나리를 넣고, 부드럽고 나긋나긋해지면 불을 끈다.

저녁

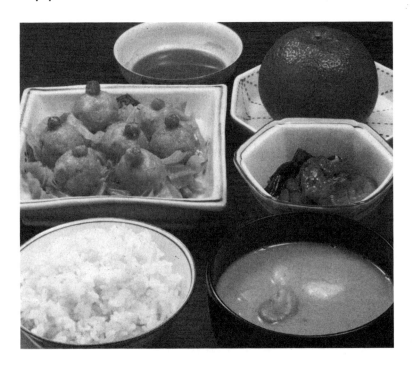

● **즉석 찐 만두**

① 닭의 저민 가슴살에 Ⓐ를 넣고 점성이 생길 때까지 섞는다.

② 양파는 잘게 썰어 물기를 없애고 갈분가루를 묻힌다.날 표고버섯도 잘게 썬다.

③ ①에 ②를 넣고 섞어서 작은 경단으로 둥글게 만든 후, 체로 친 Ⓑ에 굴려서 묻힌다.

④ 그릇에 통째로 큼직큼직하게 썬 양배추를 얹고,살짝 쪄서 부드럽고 나긋나긋해지면 그 위에 ③을 얹고, 믹스베지터블로 장식해서 초간장에 양배추와 함께 먹는다.

● **잠두콩을 갈아서 띄운 요리**

① 잠두콩은 얇은 껍질도 벗겨서 남비에 넣고 다시에 부드럽게 삶는다. 모양이 좋은 것은 건더기로써 꺼내 놓고, 나머지를 다시와 함께 믹서 해서 남비에 붓고, 된장을 풀어 넣고 데운다.

② 꺼내 놓은 잠두콩과 삶은 흰 경단을 넣는다.

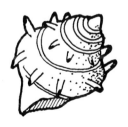

간염 컨트롤식(고단백 · 저지방)

□화요일

	요 리 명	재료(g)
아침	밥	밥 165
	된장국	햇양파 30
		청대완두 5
		미역 1
		다시(쪄서 말린 것) 150cc
		담색 짠 된장 15
	조린 두부	Ⓐ 청새치 70
	표고 구이	간장 1작은술
		미림 1 / 2작은술
		생강즙 소량
		두부 70
		당근 5

		말린 표고버섯 1
		다시 3큰술
		소금 M2 / 3
		설탕 6
		달걀 8
	식초 절임	햇 생강 식초 절임 10
	브로컬리	Ⓐ ⎡ 브로컬리 70
	겨자 무침	⎢ 다시 1큰술
		⎣ 된 겨자 소량
		간장 2 / 3 작은술
		(얇게 썬 가다랭이) 소량
점심	도시락	찰팥밥 200
		메추리알 30
	땅두릅 쇠고기 말이	땅두릅 20
		소·대퇴 50
		밀가루(강력분) 2
		기름 2
		Ⓐ ⎡ 술 1 / 2큰술
		⎢ 미림 1 / 2작은술
		⎣ 간장 1작은술
	후르츠 금단	고구마 60
		파인애플 캔 40
		설탕 10

	머위와 찐 가다랭 이살 조림	머위 50 찐 가다랭이살 20 물 3큰술 Ⓐ ⌈미림 2 / 3작은술 ⎸ 술 1작은술 ⌊ 관장 1작은술
	요구르트	요구르트 100
저녁	롤 양배추	양배추 150 g Ⓐ ⌈닭고기 60 ⎸날 빵가루 6 ⎸우유 1 / 2 큰 술 ⎸양파 10 ⎸달걀 10 ⎸브랑테 1 ⎸소금 M2 / 3 ⌊후추 ~ 치킨 스프 80cc 롤리에 1 / 4개 소금 M1 / 2 후추 소량
	버섯 치즈 그라탕	머시룸(날 것) 50 레몬즙 소량 버터 4 치즈가루 8

조개관자와 키위의 오드블	파세리 소량 프랑스 빵 60 피조개 조개관자 80 레몬즙 소량 키위 80 소금 소량

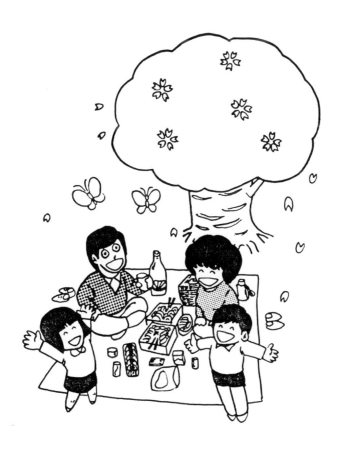

아침

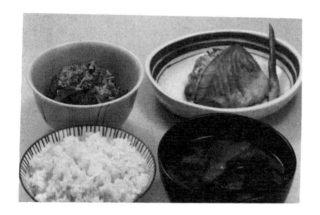

• 조린 두부　표고 구이

① 생선은 Ⓐ에 10분 가량 절인다.

② 두부는 행주에 싸서 70 % 짠다. 당근, 표고버섯은 채를 쳐서 다시에 삶은 당근이 부드러워지면 조미해서 두부도 넣고 볶는다.

③ ②의 신열이 사라지면 달걀을 풀어 넣고 ①의 생선에 칼집을 내고 끼워서 알미늄호일에 기름을 얇게 칠한 다음 그 위에 얹고, 180°에서 10~12분간 굽는다. 햇생강의 식초절임을 곁들인다.

• 브로컬리의 겨자무침

① 브로컬리는 작은 송이로 나누고, 줄기는 껍질을 벗긴다.

② ①을 소금물에 삶은 후 소쿠리에 올려 놓고, 먹기 편하게 잘라서 식으면 Ⓐ로 무친다. 그릇에 담고 얇게 썬 가다랭이포를 뿌린다.

점심

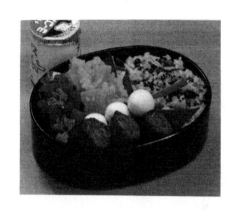

• 땅두릅의 쇠고기 말이

① 땅두릅은 껍질을 벗기고, 식초를 넣은 뜨거운 물에 삶은 후 소쿠리에 올려 놓는다. 얇게 저민 고기로 둘둘 말아서 밀가루를 묻힌다.

② 테플론 남비에 기름을 두르고, 굴리면서 ①를 구워 Ⓐ를 넣고 휘감는다.

• 후르츠 금단

① 고구마는 껍질을 벗기고, 2센티로 썰어 물에 헹군다.

② 작은 남비에 고구마와 그것이 잠길 정도의 물을 넣고, 부드럽게 삶는다. 뜨거운 물을 버리고 통조림 국물과 설탕을 넣고 되직해질 때까지 불에 올려 놓는다. 식으면 주사위 모양으로 썰어 파인애플과 섞는다.

• 머위와 찐 가다랭이 살 조림

① 머위는 소금에 비벼서 파랗게 삶은 후 냉수에 넣고 껍질을 벗겨서 3~4센티로 자른다. 남비에 Ⓐ와 설 말린 가다랭이 살을 푼 것을 넣고 가열해서 펄펄 끓으면 머위를 넣고, 물기가 없어질 때까지 익힌다.

저녁

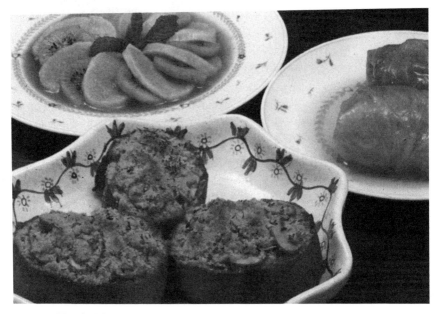

● 롤 양배추

① 양배추는 삶아서 부드럽고 나근나근하게 한다.

② 볼에 저민 닭고기, 우유에 담근 날 빵가루, 양파즙, 나머지 Ⓐ를 넣고 점성이 생길 때까지 섞어 ①로 싼다.

③ 냄비에 가지런히 넣고 치킨 스프, 롤리에, 소금, 후추를 넣고 종이 뚜껑을 덮은 후 30분간 푹 삶는다.

● 버섯 치즈그라탕

① 머시룸은 슬라이스해서 레몬을 뿌리고 버터에 살짝 볶는다.

② 프랑스빵 위에 ①을 얹고, 치즈가루를 듬뿍 뿌린 후, 오븐 토스트에 넣는다. 치즈가 노르스름한 색을 띠면 잘게 썬 파세리를 뿌린다.

• 조개관자와 키위의 오드블

① 조개는 소금물에 씻어서 레몬즙을 소량 뿌려 2~3개로 자른다.

② 키위는 껍질을 벗기고, 둥글게 썰어 1 / 3은 고운 체에 걸러서 소금을 소량 넣고 소오스를 만든다. 나머지 키위와 슬라이스한 조개는 깨끗하고 보기좋게 담는다.

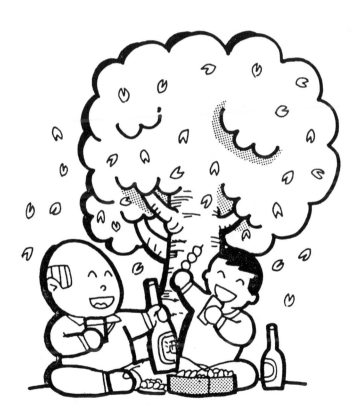

간염 컨트롤식(고단백·저지방)

□**수요일**

	요 리 명	재료(g)
아침	뱅어포가 들어간	밥 200
	주먹밥	뱅어포 20 푸른 차조기 2
	구운 소라 무즙	소라(큰것 2개) 60
	무침	술 1 / 2작은술
		간장 1 / 2작은술
		날 표고버섯 20
		칼질한 파드득나물 5
		무우 40
		간장 1 / 2 작은술
	풋콩 냉스프	풋콩 50
		닭껍질 스프 150cc
		젤라틴 가루 1

		물 1큰술
		소금 M1
		후추 ~
		큰 산파2
점심	후르츠 오믈렛	달걀 50
		설탕 6
		레몬즙 1~2방울
		바닐라 엣센스 소량
		버터 10
		딸기 30
		키위 20
		바나나 50
		코안트로 1
	명태알 베스트	프랑스빵 60
		카테지 치즈 80
		명태알 20
		레몬즙 소량
		양파 3
		후추 ~
		그린아스파라거스 70
		치코리 30
	커피	커피 ~
		설탕 ~
저녁	밥	밥 200

토사(土佐) 절임	가다랭이(횟감) 100
	붉은 고추 1 / 2개
	술 1 / 2 큰술
	간장 1 / 2 큰술
	마늘 1
	푸른 차조기 5
	큰 산파 10
	참마 80
닭 경단과 푸른 채소 스프	닭 가슴살 30
	소금 M4 / 5
	술 1 / 2 큰술
	물 1큰술
	달걀 흰자 8
	닭껍질 스프 150cc
	소금 M1
	술 1 / 2 작은술
	변종 순무 20
오목콩	대두 20
	물 1 / 2컵
	당근 20
	우엉 20
	연근 15
	곤약 20
	다시마 0.5

		설탕 8
		소금 M1 / 2
		간장 1작은술

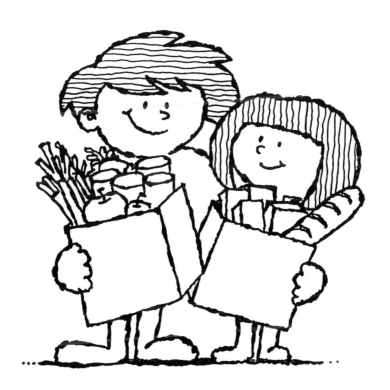

아침

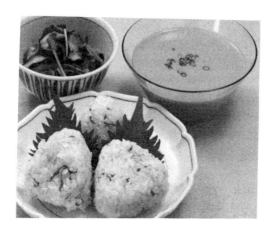

● 뱅어포가 들어간 주먹밥

① 익은 밥에 뱅어포와 잘게 썬 푸른 차조기를 섞어서 주먹밥을 만든다.

● 구운 소라 무즙 무침

① 소라는 석쇠에 얹어 굽는다. 익으면 Ⓐ를 뿌리고, 다시 삶아서 좋은 냄새가 나면 꼬챙이로 꺼내 먹기 좋은 크기로 썬다. 날 표고버섯은 소라 옆에서 살짝 구워 가늘게 썰고, 파드득나물도 1센티의 길이로 썬다.

② 무우는 갈아서 물기를 없애고, ①을 무쳐서 삶은 국물을 끼얹는다.

● 풋콩 냉스프

① 풋콩은 부드럽게 삶아서 얇은 껍질을 벗긴다.

② 작은 냄비에 젤라틴과 물을 넣는다.

③ 믹서에 풋콩과 스프 반량을 넣고, 퓌레상태로 만들어서 볼에 담는다. ②에 스프 소량을 넣고 가열하여 젤라틴이 녹으면 ②에 섞고, 나머지 스프 등으로 맛을 맞춰 식힌다.

점심

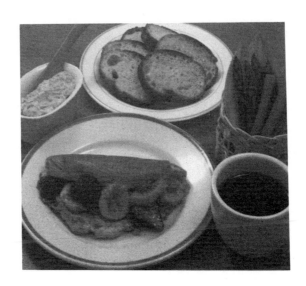

● 후르츠 오믈렛

① 달걀은 흰자와 노른자로 나누고, 흰자위의 거품을 내서 가벼운 각이 일어나면 설탕을 조금씩 넣고, 맬렝게를 만든다. 바닐라 엣센스, 레몬즙 1~2방울을 넣는다.

② 버터를 듬뿍 칠한 파이를 접시에 펴서 200℃에서 4~5분간 굽는다.

③ 후르츠는 먹기 좋게 썰어 리큐르를 뿌린다.

④ 접시에 ②를 담고, ③을 끼운다.

● 명태알 베스트

① 카테지 치즈에 푼 명태알, 레몬즙, 양파즙, 후추를 넣고 잘 섞는다. 삶은 아스파라거스, 치코리, 프랑스빵에 찍어서 먹는다.

저녁

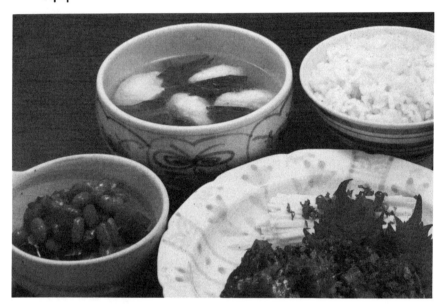

• 토사(土佐) 절임

① 작은 남비에 씨를 뺀 붉은 고추를 넣고, 약한 불에서 볶다가 불에서 내려 남비의 신열을 식힌 후 술을 넣는다. 간장, 슬라이스 마늘도 넣고, 조미 국물을 만든다.

② ①이 식으면 뭉텅뭉텅 크게 토막친 가다랭이를 30분간 담궈 둔다.

③ 참마는 채를 쳐서 가다랭이와 함께 보기 좋게 담아 내고, 잘게 썬 푸른 차조기, 잘게 썬 큰 산파를 뿌린다.

• 닭 경단과 푸른 채소 스프

① 닭의 가슴살을 떼어내 칼로 다지고, 철판에 잘 갈아서 술, 물, 계란 흰자, 소금을 소량씩 넣으면서 걸쭉해질 때까지 젖는다.

② 변종 순무는 삶아서 3센티로 썬다.

③ 스프를 푹 끓여서, 조미하여 ①을 둥글게 떨어뜨리고 한 번 푹 끓으면 변종 순무를 넣는다.

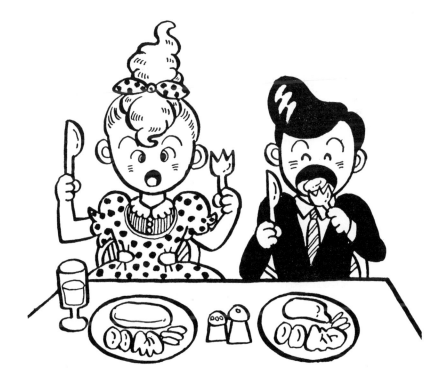

간염 컨트롤식(고단백·저지방)

□목요일

	요 리 명	재료(g)
아침	치즈빵	핫케잌 원료 60
		카테지 치즈 60
		우유 20cc
		달걀 15
		버터
	게 젤리 곁들임	물 80cc
		젤라틴 가루 2
		소금 소량
		게 살 50
		떡잎 30
		된고추냉이 소량
		간장 1 / 2작은술

	복숭아 쥬스	복숭아(생) 150 물 2큰술
점심	덮밥	밥 200 미꾸라지 50 술 2 우엉 40 Ⓐ ⌈ 다시 50cc / 술 1/2 작은술 / 설탕 3 / 미림 1작은술 / 간장 1큰술 ⌋ 달걀 30 산초가루 소량
	냉 닭	닭 가슴살 50 Ⓐ ⌈ 술 1/2작은술 / 생강즙 소량 ⌋ 갈분가루 1/2큰술 매실장아찌 15 간장 1/2큰술 미림 M1 3색 해조(소금 절임) 20
	강남콩 향기 무침	강남콩 40 양하 10 햇 생강 10

		식초 1 / 2 작은술
		간장 1작은술
저녁	밥	밥 200
	토란 경단즙	수토란 50
		소금 소량
		갈분가루 5
		큰 산파 10
		Ⓐ ┌ 다시 150cc
		소금 M1
		└ 간장 M1
	쇠고기 다짐	소 대퇴 80
		소금 M1 / 2
		후추 ~
		기름 3
		마늘 1
		무우 80
		간장 1작은술
		물냉이 20
	야채와 두부 부침	가지 100
	말린 오징어 조림	참기름 3
		지진 두부 100
		Ⓐ ┌ 물 150cc
		말린 오징어 5
		술 1작은술

설탕 2
간장 2작은술
붉은 고추 1 / 3개
푸른 고추 30

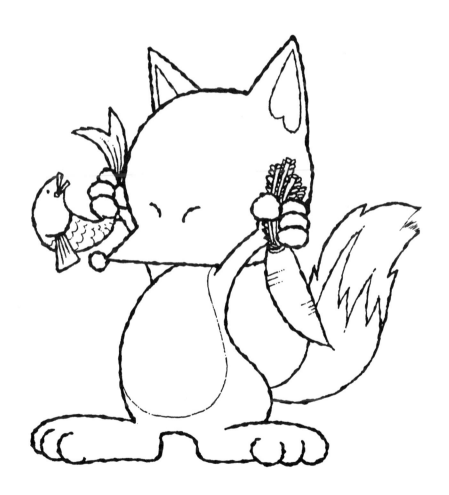

아침

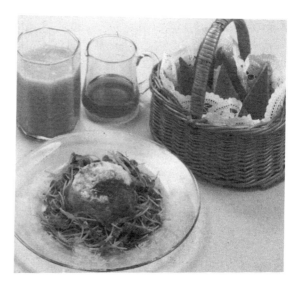

● 치즈빵

① 볼에 치즈, 우유, 달걀을 섞고 핫케익 재료를 넣어서 테플론 프라이팬에 굽는다.

② 먹기 좋은 크기로 자른다.

● 게의 젤리 곁들임

① 작은 남비에 물과 젤라틴을 넣고, 잘 섞어서 10분간 둔다.

② ①을 약한 불에 올려놓고, 젤라틴이 녹으면 불에서 내려 소금을 소량 넣고 냉수에 식힌다. 연골을 뺀 게를 눅진눅진해지면 풀어서 넣고, 젤리형으로 흘려 식혀서 굳힌다.

③ 떡잎은 살짝 뜨거운 물에 데쳐서 식혀 ②와 함께 보기좋게 담는다. 생강, 간장, 혹은 고추냉이 간장에 먹는다.

점심

● 덮밥

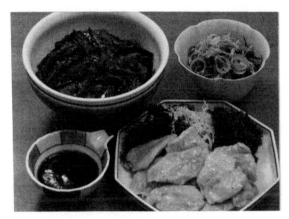

① 술을 푹 끓여서 배를 가른 미꾸라지를 살짝 삶는다. 우엉을 엇비슷
하게 썰어서 물에 헹군다. 냄비에 Ⓐ를 푹 끓여서 우엉을 조린다. 그
위에 미꾸라지를 넣고, 한 번 푹 끓으면 달걀을 풀어넣고, 뚜껑을 덮은
후 달걀이 반숙 상태가 되면 불을 끈다.

② 사발에 밥을 담고, ①을 얹어 산초가루를 뿌린다.

• 냉 닭
① 가슴살은 어슷하게 떼어내어 Ⓐ로 맛을 들여 1장씩 갈분가루를
묻힌다.

② 끓는 물에 ①을 넣고 삶아서 곧 냉수에 담가 식으면 소쿠리에 올려
놓는다.

③ 매실 장아찌는 식칼로 다져서 간장, 미림과 섞어 조림 국물을 만든
다.

④ 삼색 해조를 담고, ③을 곁들인다.

저녁

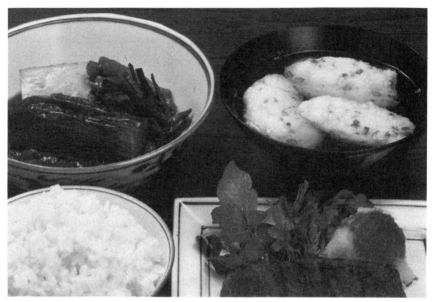

● 쇠고기 다짐

① 소의 대퇴는 둥근 채, 소금, 후추, 당근즙을 묻혀서 맛을 들인다.

② 무우는 으깨 갈아서 국물을 버리고 따로 나누어 둔다.

③ 테플론 남비에 기름을 두르고, ①을 굴리면서 노르스름하게 익혀 뚜껑을 덮는다. 약한 불에서 1～2분간 뜸을 들여 구워서 즙에 묻혀 식힌다.

④ 완전히 식으면 얇게 저며서 물냉이와 함께 담아 무즙과 간장을 곁들여 먹는다.

● 야채와 두부 부침의 말린 오징어 조림

① 말린 오징어는 가늘게 썰어 물에 삶아 다시를 만든다.

② 남비에 참기름을 두르고, 가지를 넣고 볶다가 ①과 씨를 뺀 붉은 고추, 게다가 나머지 Ⓐ를 넣고 부드러워질 때까지 조린다. 두부 부침, 씨를 뺀 푸른 고추도 넣고, 부드러워지면 불을 끄고, 그대로 잠시두어 맛이 배어들게 한다.

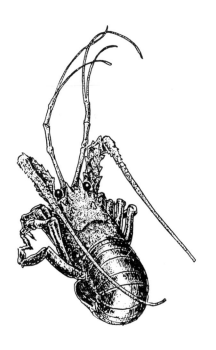

간염 컨트롤식(고단백 · 저지방)

금요일

	요 리 명	재료(g)
아침	떡	(네모지고 먹기 좋게 자른) 100
	쿠우야(空地) 찜	Ⓐ ⎡ 콩가루 6 설탕 5 ⎣ 소금 소량
		달�걀 25
		다시 75cc
		소금 $M^2/_5$
		간장 M1
		두부 80
		간장 $^1/_3$
		Ⓑ ⎡ 술 40 ⎣ 술 $^1/_3$작은술

		└ 소금 소량
		┌ 다시 3큰술
		© 간장 $1/3$ 작은술
		미림 1작은술
		└ 갈분가루 1
		생강즙 소량
		파드득 나물 2
	닭간 산초 조림	계근위 50
		┌ 생강 5
		산초 조림 5
		Ⓐ 간장 1작은술
		술 2작은술
		설탕 4
		└ 물 2큰술
	후르츠	배 100
점심	생선이 들어간 스프 스파게티	버터 5
		마늘 1
		모시조개 50
		오징어 50
		버섯 20
		백 포도주 1큰술
		부용 80cc
		소금 M1
		후추 소량

	치즈케익(레즈 베리 소오스)	푸른차조기 2장
		스파게티 70
		카테지 치즈 80
		요구르트 35
		설탕 5
		젤라틴 가루2
		물 1큰술
		레몬즙 1작은술
		람주 1/2작은술
		래즈베리잼 10
		람주 $1/_3$작은술
		페퍼민트 잎~
	디스풍 사라다	양파 30
		강남콩 30
		토마토 50
		다랑어캔(싱겁게 익힘) 40
		안초비 캔 10
		레몬즙 1작은술
		소금 소량
		달걀 25
저녁	밥 옥돔의 야채찜	밥 200
		옥돔 80
		소금 $M^1/_2$
		다시마 5센티

	당근 20
	날 표고버섯 20
	칼질한 파드득나물 8
	Ⓐ ⌈ 다시 2큰술
	ㅣ 간장 $2/3$작은술
	⌊ 미림 $2/3$작은술
	귤 20
토란 닭 된장국	토란 100
	닭 저민 가슴살 20
	미림 1작은술
	술 1작은술
	설탕 3
	붉은 된장 8
	사미쿄오(西京) 된장 6
	유자 껍질 소량
시금치	시금치 100
방풍나물 무침	
	Ⓐ ⌈ 다시 1큰술
	⌊ 간장 1작은술
	구운 김 $1/2$장
김치	백김치 40

아침

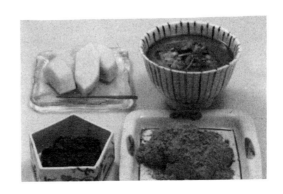

● 쿠우야(空也) 찜

① 두부에 간장을 묻혀서 행주로 물기를 제거한다. 그릇에 두부와 소금·간장에 맛들인 조개관자를 담는다.

② 달걀을 풀고 조미한 다시를 섞어 ①에 넣는다.

③ 남비에 뜨거운 물을 끓여서 ②를 차례차례 넣고, 다시 끓으면 불을 줄이고 뚜껑을 덮어 8분간 중탕한다.

④ 작은 남비에 ⓒ를 끓이고, ③에 생강즙을 떨어뜨리고 파드득 나물을 뿌린다.

점심

●생선이 들어간 스프 스파게티

① 모시조개는 모래를 토하게 하고, 씻어서 소쿠리에 올려 놓는다. 오징어는 껍질을 벗기고 얇고 조붓하게 썰고, 버섯은 작은 송이로 나누고 마늘은 잘게 썬다.

② 스파게티는 1%의 소금물에 삶는다.

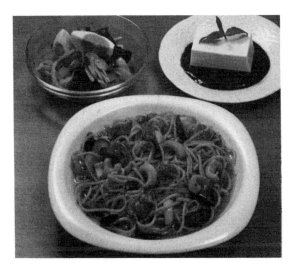

③ 프라이팬에 버터와 마늘을 넣고 가열해서 향이 나면 모시조개를
넣고 흰 와인, 부용을 넣는다. 뚜껑을 덮고 조개가 벌어지면 버섯, 오징
어도 넣고 소금, 후추로 조미한다. 거기에 삶은 ②를 넣는다. 스프에
섞어서 불을 끄고, 잘게 썬 푸른 차조기를 뿌린다.

④ 장식용 조개 껍질 이외는 제거하고, 접시에 보기좋게 담는다.

● 치즈 케익

① 작은 남비에 젤라틴, 물을 넣고 섞는다. 섞이면 설탕과 요구르트를
소량 넣고 가열해서 젤라틴을 녹인다.

② 볼에 카테지 치즈, 나머지 요구르트, 레몬즙, 람주를 넣는다. 크림
상태로 만들어서 신열을 제거한 ①을 넣고 섞는다. 캔또는 랩을 이용한
도시락 상자에 흘려보내 굳힌다. 잘라서 그릇에 담고 소오스를 끼얹는
다.

③ 래즈베리잼을 고운 체로 걸려 람주에 묽게 타서 소오스를 만든다.

저녁

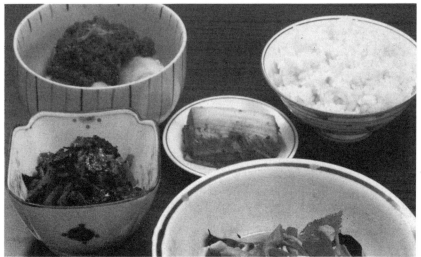

● 옥돔의 야채찜

① 생선에 소금을 뿌려 소쿠리에 30분 올려둔다. 그릇에 다시마를 덜어 내고, 생선을 얹고 그 위에 당근, 채 친 날 표고버섯을 얹어 약한 불에서 10분간 찐다.

② Ⓐ를 넣고 다시 2분 가량 찐다. 잘게 썬 파드득나물을 뿌리고 귤을 짠다.

● 토란 닭 된장국

① 토란은 씻어서 부드럽게 찐 후 껍질을 벗기고 먹기 좋은 크기로 썬다.

② 얇게 저민 고기를 작은 남비에 넣고 미림, 술을 부어 가열한다. 설탕, 된장을 넣고 다시 가열해서 걸쭉해질 때까지 마무른다.

③ ①을 그릇에 담고 ②를 뿌린 후 잘게 썬 유자 껍질을 뿌린다.

간염 컨트롤식(고단백·저지방)

□토요일

	요 리 명	재료(g)
아침	빵	프랑스빵 60
	대구와 감자 스테이크	감자 100
		스프 100cc
		생대구 50
		소금 $M^1/_2$
		백포도주 1작은술
		후추 ~
		소금 소량
		밀가루(강력분) 3
		버터 3
		Ⓐ 케찹 6
		포오크커플렛소스 3

120

	카테지 치즈가 들어간 계란 지짐	작은 토마토 40 물냉이 10 달걀 50 큰 산파 3 카테지 치즈 50 소금 M^1/$_4$ 후추 ~
	사과스프	홍옥 100 레몬즙 2작은술 물 3~4큰술 갈분가루 3 물 2작은술 물 7
점심	갈분을 푼 맑은 장국 메밀국수	삶은 메밀국수 150 ⒝ ⌈가다랭이 다시 300cc ⎢ 간장 1^1/$_2$큰술 ⌊ 미림 1큰술 Ⓐ ⌈ 참돔 80 ⎢ 술 1작은술 ⌊ 간장 ^{1}/$_2$작은술 당근 10 무우 10 청대완두 5 날 표고버섯 20

		갈분가루 6
		물 큰 술 1½
		유자 껍질 소량
	감과 쑥갓	감(생) 30
	흰참깨 무침	설탕 소량
		식초 소량
		쑥갓 50
		간장 $M^1/_3$
		Ⓐ ⎰ 두부 60 / 설탕 5 / 소금 $M^3/_4$ / 간장 소량 / 흰 참깨 6
	김치	
저녁	찰팥밥	찹쌀 50
		쌀 50
		물 120cc
		다시마 1
		소금 M1
		술 1작은술
		닭가슴살 30
		소금 소량
		술 소량
		보리 새우 30
		소금 소량

		술 소량
		버섯 20
		간장 M1
		술 소량
		은행 10
		당근 5
		칼질한 파드득나물 5
		달게 찐 밤 20
	문어와 순무의	문어(횟감) 40
		순무 60
		소금 M$1/2$
		ⓐ ┌ 유자손 2작은술
		│ 설탕 3
		│ 소금 M$1/2$
		│ 간장 M$1^1/2$
		└ 다시 1작은술
		유자 껍질 소량
	국물(쑥갓두부)	(깁체로 걸러 만든) 두부 80
		황국 10
		쑥갓 20
		게(삶은 것) 30
		다시 $1/2$컵
		ⓐ ┌ 소금 M$1/2$
		└ 간장 소량

	홍백매화 통조림	갈분가루 2 물 $1^1/_2$작은술 고추냉이 소량 한천가루 1 물 70cc 설탕 13 요구르트 70 한천가루 1 물 50cc 설탕 12 오렌지 쥬스 80cc

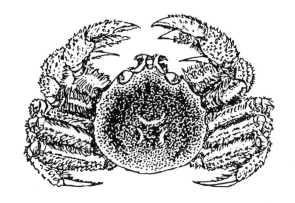

아침

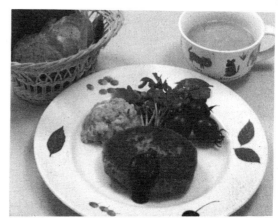

● 대구와 감자 스테이크

① 감자는 껍질을 벗기고 8조각으로 잘라서 물에 헹구어 남비에 부용을 넣고 부드럽게 삶은 후, 조미한 대구를 넣고 조림 국물이 없어질 때까지 조린다. 나무 주걱으로 으깨어 소금, 후추간을 해서 둥글게 만들어 가루를 묻힌다.

② 테플론 남비에 버터를 녹여 ①을 양쪽으로 굽는다. 접시에 담고 Ⓐ를 섞어 소오스를 만든다.

● 카테지 치즈가 들어간 계란 지짐

① 작은 남비에 달걀을 풀고, 잘게 썬 큰 산파, 카테지 치즈, 소금, 후추를 넣고 긴 젓가락 4~5개를 사용해 반숙 상태로 볶는다.

● 사과 스프

① 사과는 껍질과 심을 제거하고, 레몬즙, 물을 넣고 찐다. 부드러워지

면 믹서에 갈아서 남비에 쏟아붓고, 물에 녹인 갈분가루를 넣는다. 다시
끓이고 불에서 내린다.

② 컵에 ①을 넣고, 기호에 맞게 물을 넣는다.

점심

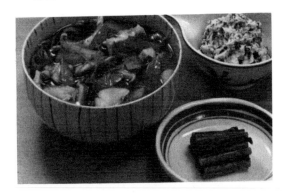

●유부 · 야채를 맑은 장국에 끓여서 갈분을 풀어 걸쭉하게 만든 메밀
국수

① 참돔을 엇베어서 Ⓐ에 절인다. 무우, 당근을 얇고 조붓하게 썰어
청대완두와 함께 삶고, 날 표고버섯도 잘게 썬다.

② Ⓑ를 끓여서 참돔을 살짝 삶아 꺼낸다. 나머지 국물에 당근, 무우,
청대완두, 날 표고버섯을 넣고, 다시 끓으면 물에 푼 갈분가루로 끈적끈
적하게 한다.

③ 사발에 삶은 메밀국수를 넣고, 생선을 얹고 갈분양념장을 듬뿍
끼얹은 후 유자 껍질을 뿌린다.

• 감과 쑥갓의 순한 흰 참깨 무침

① 감은 얇고 조붓하게 썰어 설탕, 식초로 조미한다. 쑥갓은 단단한 줄기를 제거하고 파랗게 데친 후, 물에 넣고 식힌다. 먹기 좋게 칼질을 해서 간장으로 조미한다.

② 두부는 행주에 싸서 80% 정도 물기를 짜고, Ⓐ를 소량씩 넣으면서 철판에 갈아서 섞는다.

③ ①의 물기를 짜서 ②에 무친다.

저녁

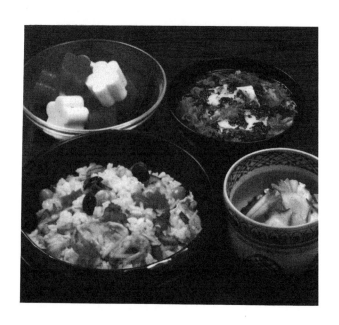

• 찰팥밥

① 쌀과 찹쌀은 씻어서 물을 버리고 반량의 물에 다시마와 함께 30분 이상 침수시킨다.

② 닭의 가슴살을 엇베어서 조미한다. 보리새우도 등 창자와 껍질을 제거해서 조미하고, 버섯은 작은 송이로 나누어 조미한다. 은행은 삶아서 얇은 껍질을 벗긴다. 당근은 은행잎 모양으로 뽑아내서 삶아둔다. 파드득나물은 2센티 길이로 자른다.

③ ①에 소금, 술을 넣고 익힌 후 불을 끄기 2~3분 전에 조미한 닭, 새우, 버섯을 위에 얹어 익힌다. 5분 정도 뜸 들이고 나면 나머지 건더기도 넣는다.

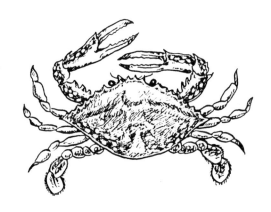

간염 컨트롤식(고단백 · 저지방)

□일요일

	요 리 명	재료(g)
아침	밥	밥 200
	된장국	달걀 50
		부추 30
		다시 150cc
		담색 짠 된장 10
	버들 가자미 구이	말린 가자미 80
	건포도 와인 조림	건포도 30
		설탕 3
		붉은 포도주 $1/2$큰술
	팽이 버섯이	납두 40
	들어간 납두	팽이 버섯 20
		유자껍질 소량

		된겨자 소량
		간장 $^2/_3$작은술
점심	삶은 교자	ⓐ ⌈ 닭의 저민 가슴살 70
		소금 M$^1/_2$
		간장 $^1/_2$작은술
		술 1작은술
		물 1큰술
		⌊ 갈분가루 3
		황부추 50
		말린 표고버섯 1
		참기름 1
		강력분 50
		박력분 30
		뜨거운 물 50cc
		식초 1작은술
		간장 2작은술
		된겨자 ~
	브로컬리와 가리비	가리비 50
	기름 볶음	술 $^1/_2$작은술
		브로컬리 50
		기름 4
		생강 4
		파 2

130

		Ⓐ 간장 $^2/_3$작은술 초기름 $^2/_3$작은술 술 1작은술 설탕 1
	귤 요구르트 무침	귤 70 요구르트 100
저녁	모시조개와 대구 부야베스	모시조개(정미각부) 60 물 $1^1/_4$컵 감자(메이크인) 100 대구(생) 100 소금 M1 백포도주 1작은술 기름 4 마늘 2 장파 20 양파 20 완숙 토마토 캔 100 고형 스프 1 사프란 소량 소금 M$^1/_4$ 후추 ~ 파세리 1 콘스타치 2 물 2작은술

즉석 피클	오이 30
	셀러리 30
	당근 10
	컬리플라워 30
Ⓐ	식초 2큰술
	물 2큰술
	설탕 14
	소금 $^1/_2$작은술
	롤리에 1 / 4개
	붉은 고추 1 / 4개
그레이프 후르츠	그레이프 후르츠 120
그라탕	설탕 5
	그랑마니에 $1^1/_2$작은술
빵	프랑스빵 60

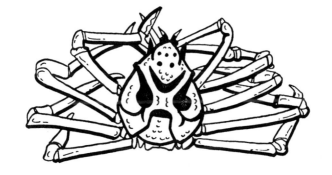

아침

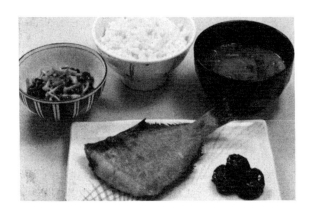

• 건포도 와인 조림

① 작은 냄비에 건포도, 설탕, 적포도주, 물을 넣고 종이 뚜껑을 덮어 조린다.

② 조린 국물을 소량 남기고 불을 끈 후, 식을 때까지 그대로 둔다.

• 팽이 버섯이 들어간 납두

① 팽이 버섯은 소량의 뜨거운 물에 살짝 데쳐서 소쿠리에 올려놓고, 식으면 가늘게 썬다.

② 납두를 점성이 생길 때까지 개어서 식은 ①과 겨자, 잘게 썬 유자 껍질, 간장을 넣는다.

점심

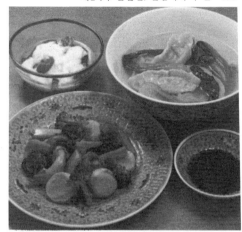

● 삶은 교자

① 곱게 체를 친 가루에 뜨거운 물을 넣고, 귓불 정도로 갠다. 랩을 씌워 30분 쉬게 한다. 1인분을 10개로 나누어 둥글게 편다.

② 볼에 Ⓐ를 넣고, 점성이 생길 때까지 개어서 가늘게 썬 황부추, 표고버섯을 넣고, 마지막에 참기름을 넣는다.

③ ①의 만두피로 ②를 싸서, 끓는 물에 3~4분 삶는다. 그릇에 담고, 나머지 물에 푸른 야채도 삶아 함께 곁들인다. 뜨거울 때 겨자초간장에 찍어 먹는다.

● 브로컬리와 가리비 기름 볶음

① 가리비는 아가미를 제거하고 소금물에 씻어 먹기좋게 썰어 술을 뿌린다. 브로컬리는 삶아서 먹기 좋게 자른다.파는 듬성듬성 썰고, 생강은 가늘게 썬다.

② 중화 남비에 기름을 두르고,생강과 가리비를 볶다 브로컬리, 파, 마지막에 Ⓐ를 돌려가며 넣고 조미국물이 완전히 휘감기면 접시에 담는다.

저녁

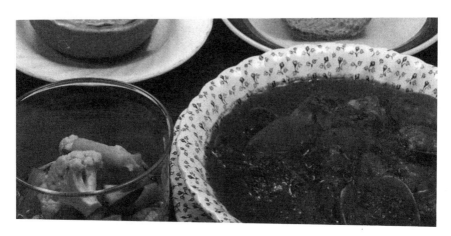

• 모시조개와 대구의 부야베스

① 모래를 제거한 모시조개는 물과 함께 가열해서 끓으면 국물을 여과하고, 장식용 이외는 껍질을 벗긴다.

② 감자는 껍질을 벗기고, 5미리 두께로 썰어서 물에 헹군다. 생대구는 한 입 크기로 썰어서 조미한다. 마늘, 파, 양파는 잘게 썬다.

③ 냄비에 기름과 마늘을 넣고 가열한다. 향이 나면 양파를 부드럽고 나근나근해질 때까지 볶는다. 토마토 통조림을 국물째 넣고, 나무 주걱으로 으깨면서 조린다.

④ ①의 끓인 국물, 잘게 썬 고형 스프, 롤리에 사프란을 넣고 끓으면 감자를 넣는다. 감자가 8부 정도 익으면 대구를 넣고 소금, 후추로 조미해서 물에 푼 콘스타치로 걸쭉하게 만든다. 그릇에 담아 잘게 썬 파세리를 뿌린다.

• 그레이프 후루츠 그라탕

① 그레이프 후르츠는 먹기 좋게 칼질을 해서 설탕을 뿌린다.
② 250℃의 오븐에서 6~7분간 구워 그랑마니에를 뿌린다.

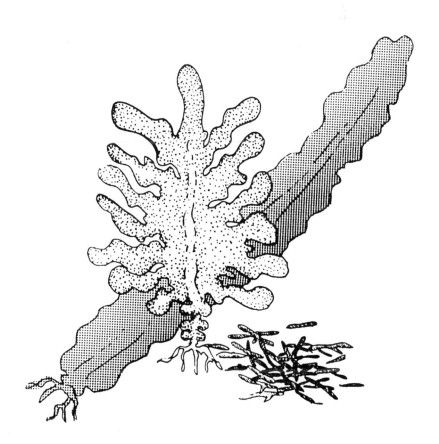

하루의 섭취 에너지는
어떻게 결정하면 좋은가

● 간장병 사람을 위한 영양필요량

남성
(60~65kg)

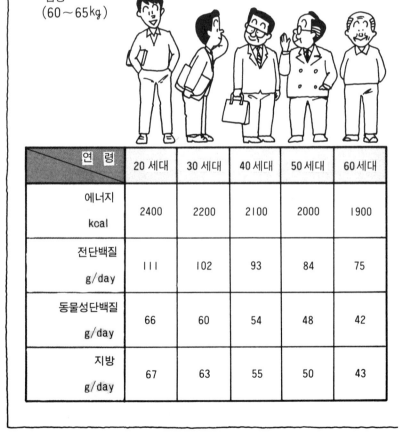

연 령	20 세대	30 세대	40 세대	50 세대	60 세대
에너지 kcal	2400	2200	2100	2000	1900
전단백질 g/day	111	102	93	84	75
동물성단백질 g/day	66	60	54	48	42
지방 g/day	67	63	55	50	43

• 건강인 90% 정도의 섭취 에너지를 표준으로

만성 간염 환자의 1일 총 에너지량은 운동을 제한받고 있는지 어떤지 비만도가 어느 정도인지 등을 참고로 해서 결정된다. 만성 간염에서는 고단백식이 기본이 된다. 그렇다고 해서 단백질을 많이 섭취하려고 하는

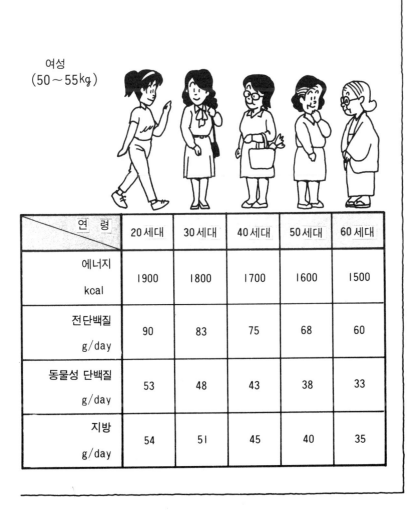

여성
(50～55kg)

연 령	20세대	30세대	40세대	50세대	60세대
에너지 kcal	1900	1800	1700	1600	1500
전단백질 g/day	90	83	75	68	60
동물성 단백질 g/day	53	48	43	38	33
지방 g/day	54	51	45	40	35

나머지 총에너지가 많아지면 지방간을 일으킬 위험이 있다. 그래서, 일반적으로는 건강한 사람의 90% 정도의 에너지를 섭취하는 것이 좋다고 생각되고 있다.

보통 우리나라 사람들의 평균적인 에너지 섭취량은 2200～2400kcal라고 생각되는데, 연령에 따라서 다르다. 20세대를 피크로 연령을 더해감에 따라서 필요량은 적어진다.

아래의 그림은 60kg의 체중의 남성과 50kg 체중의 여성을 상정해서 만성 간염 환자의 영양 필요량을 연대별로 표시하고 있다.

이것은 어디까지나 하나의 표준이기 때문에 누구에게나 적합하다고는 할 수 없다. 운동이 제한되어 안정에 가까운 생활을 하지 않으면 안되는

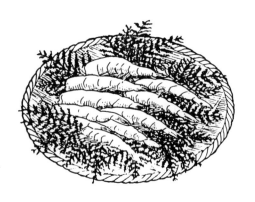

식물성 기름과 동물성 기름을
균형있게 사용합시다

동물성 기름과 식물성 기름은 1대 1.5의 비율로 섭취

간염 환자의 식사 요법의 기본은 고단백식이라고 하는 사실을 재삼 서술해 왔다.

그렇다고 비계가 많은 돼지고기이든 뭐든 어쨌든 단백질을 많이 섭취하기만 하면 좋은가 하면 반드시 그렇다고는 할 수 없다.

일반적으로 동물성 기름과 식물성 기름 섭취량은 1대 1.5 정도가 적당하다고 한다. 동물성 식품에 너무 치우치지 않도록 주의하지 않으면 안된다. 간염 환자는 주위에서 '단백질을 먹어라, 먹어라'하는 얘기를 들었기 때문에 자신도 모르게 그만 동물성 기름을 과잉 섭취해 버린다.

그렇게 되지 않도록 조리를 할 때는 식물성 기름도 사용하도록 한다. 또한, 밸런스 좋은 식사를 하기 위해서는 동물성 식품을 섭취할 때에 야채나 과일도 먹도록 하면 좋을 것이다. 드레싱이나 마요네즈를 사용한 야채 사라다를 곁들이는 것도 좋을 것이다.

그렇게 해서 동물성 기름과 식물성 기름의 섭취량 비율을 조절하는 것이다.

　이런 것은 간염 환자 뿐만 아니라 일반인의 건강 가꾸기에도 필요한

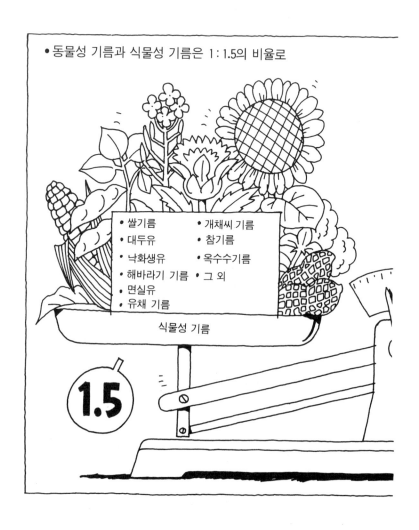

・동물성 기름과 식물성 기름은 1 : 1.5의 비율로

・쌀기름　　　　・개채씨 기름
・대두유　　　　・참기름
・낙화생유　　　・옥수수기름
・해바라기 기름　・그 외
・면실유
・유채 기름

식물성 기름

1.5

것이다. 가족 전원이 지키도록 한다. 그렇게 하면 환자만의 특별한
식사를 만들 필요가 없어져서 일석이조다.

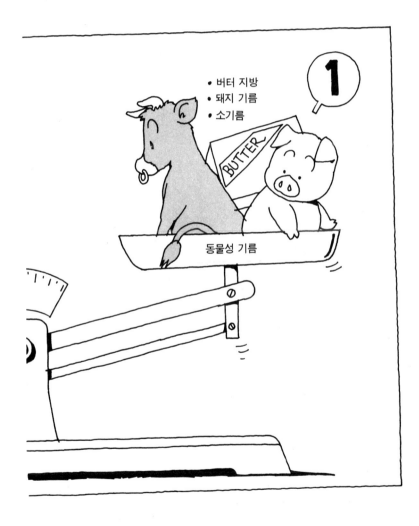

단백질, 지방, 탄수화물의 비율은
어느 정도가 좋은가

2300Kcal를 섭취하면 70 g의 단백질이 필요

영양 필요량, 그것은 식사 요법을 하고 있는 사람을 위해서 있다고

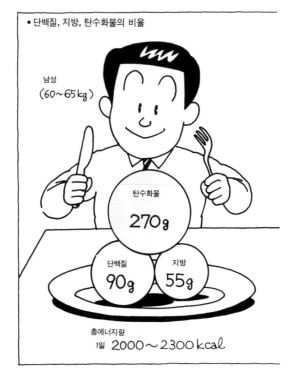

• 단백질, 지방, 탄수화물의 비율

남성
(60~65kg)

탄수화물
270g

단백질
90g

지방
55g

총에너지량
1일 2000~2300 kcal

할 수는 없다. 건강한 사람이라도 건강유지 · 증진이라고 하는 관점에 서면 충분히 도움이 되는 것이다.

요양식 역시 마찬가지다. 아래 그림은 간염 환자 식사의 기본을 나타 낸 것인데, 일반인이 먹어도 전혀 상관없는 식사 내용이다. 오히려, 건강 에는 이런 식사를 하는 편이 좋다고 말할 수 있을 것이다.

하나의 일러스트는 30~50세의 남성으로 체중 60~65kg의 사람을 대상으로 하고 있다. 이와 같은 사람의 경우 1일 2000~2300kcal 정도를 필요로 하고, 그 경우 단백질은 90 g, 지방은 55 g, 탄수화물은 270 g 정 도의 비율로 먹으면 적당할 것이다.

한편, 여성의 경우는 50~55kg의 체중이라면 1800 kcal 정도를 필요로 하고, 그 경우 단백질 70 g, 지방 40 g, 탄수화물 270 g 의 비율로 식사를 하는 것이 적당할 것이다.

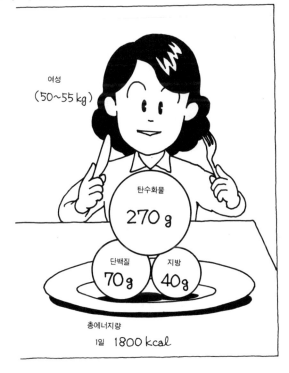

생활 습관으로 간장병을 예방한다

간장에 휴식을 주는 생활 습관을

간장을 튼튼하게 오래 지속시키기 위해서는 간장에 부담을 주지 않는 식사를 섭취하는 일이 중요하다. 좀더 적극적으로 간장을 튼튼하게 하려면, 1일 24시간 중에서 간장에 휴식을 주는 시간을 만드는 것이다.

예를 들어 아침에 조금 일찍 일어나 아침 식사 후 누울 시간이 있으면 그만큼 간장을 돌보게 된다. 몸을 누이면 문맥(門脈)의 혈행이 좋아져서 간장의 혈액 순환도 스무스해지는 것이다.

술을 마실 기회가 많은 사람은 1주일 동안에 2일 연속해서 마시지 않는 날을 설정해 주기 바란다. 또한, '알콜분이 적은 맥주라면 괜찮지 않은가'라고 하는 것은 착각이다. 간장에 있어서는 술의 종류보다도 마시는 양이 문제가 된다. 위스키 대신 맥주를 마시면 양도 증가한다. 그렇게 하면 위스키를 마시는 것과 같은 결과가 되기 때문이다.

약의 과다 복용에 주의합시다

● 간장병의 예방은
　생활습관의 개선부터

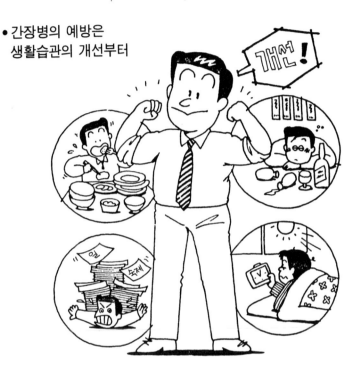

　정해진 시간 이외 불규칙적인 식사나 취침 전의 야식은 간장에 부담
이 된다. 더구나 변비가 습관이 되면 장내 발효물이 증가해서 이것도
간장의 부담이 되기 때문에, 섬유성의 음식물을 많이 섭취하도록 해서
변비의 해소에 노력해야 한다.

　어떤 약도 필요 이상으로 복용하지 말아 주기 바란다. 약에는 부작용
이 따르는 법이다. 그 부작용을 예방하는 것은 간장이다. 약을 항상 복용
하고 있으면 간장의 부담이 커진다.

　이상 서술해 온 사실에서도 알 수 있듯이 간장을 튼튼하게 만들기
위해서는 적극적으로 간장을 쉬게 하는 것 같은 생활 태도·식생활이
필요하다. 말이 없는 장기인 만큼 평소부터 간장을 돌보도록 한다.

간기능 검사의 정상치

혈청 빌리루빈	<0.8mg / dl
혈청 단백	6.8~8.3 g / dl
알부민	60~68 %
α_1-글로부린	3~5 %
α_2-글로부린	5~8 %
β-글로부린	6~11 %
γ-글로부린	12~15 %
티몰 혼탁반응(TTT)	0.4 단위
황산아연 혼탁반응	<12단위
프로트론빈 시간	11.5~12.5초
GOT	6~30단위 / ml
GPT	8~28단위 / ml
LDH	120~380단위 / ml
알칼리 · 포스파타아저	0.8~2.9BL 단위 / ml
γ-GTP	0.40단위 / ml
콜린에스테라아제	0.8~1.1($\triangle$PS)
혈청 총 콜레스테롤	100~230mg / dl
프로트로빈시치	<75 %
헤파프라스틴테스트	80~100 %
ICG(15분치)	<10 %

(주) 정상치는 검사를 하는 시설에 따라 다소 다르다.

간염에는 식후의 안정이 중요하다

충분한 산소와 영양을 보급

간염에서는 고단백식에 의한 식사 요법과 아울러 식후의 안정이 매우 중요하다.

안정하고 있으면 간장으로의 혈액 흐름이 증가해서 간장에 충분한 산소와 영양이 공급되기 때문이다. 간염 환자는 간장에 장해가 있는 것이기 때문에 충분한 산소와 영양을 보급해 주는 일이 중요하다.

일반적으로 만성 간염에서는 식후 1시간의 안정이 지도된다. 병상이 안정되어 있으면 그 이외의 안정은 특별히 필요없다. 보통의 일을 하면서도 확실한 치료 효과를 올릴 수 있다.

그러나 활동성 간염에서는 자각 증상, 타각 증상, 간장해의 진행도 등으로 인해서 사회 생활을 제한받는 경우가 있다.

그런 때는 일도 제한받고 때로는 자택 요법이나 입원이 필요하다고 하는 결과가 된다. 활동성인가 비활동성인가의 표준은 GOT, GPT의 값이 참고가 된다.

GOT, GPT값이 50단위 이하일 때는 식후의 안정을 의무지우는 정도로, 그 밖의 생활상의 제한을 별로 부과하지 않는다. 그러나 GOT, GPT 값이 50~200이 되면 업무량이나 일의 내용을 어느 정도 제한하지 않으면 안된다. 더욱이 200 이상의 높은 값을 항상 보이고 있는 것 같다면, 입원 치료가 필요해진다.

만성 간염에서 입원의 필요가 있는 경우는 검사했을 당시에 염증의 급성 재연을 알았을 때나 특수한 치료가 필요하다고 인정되었을 때다.

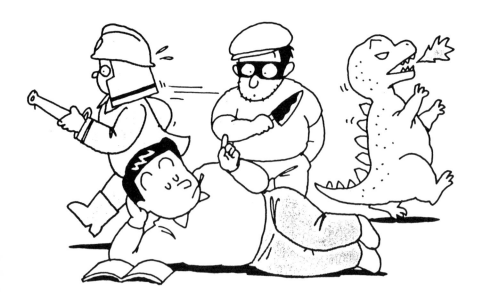

· 간염 환자의 생활

GOP · GPT	생 활 내 용
50 V / ㎖이하	식후의 안정을 유의하는 정도로 그 외는 별로 제한받지 않아도 된다.
50~200 V / ㎖	업무량 및 일의 내용을 어느 정도 제한하지 않으면 안된다.
200 V / ㎖이상	입원치료가 필요

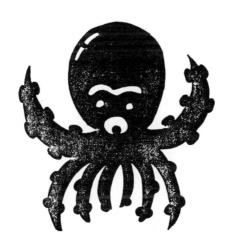

간장에 좋다고 일컬어지는
민간 요법의 참 · 거짓

가막조개가 간장에 좋다고 하는데

가막조개는 옛날부터 환자식으로써 흔히 이용되고, 간장병에도 효과가 있다고 믿어 왔다. 그러나 가막조개는 간장의 강화에 도움이 된다고 하기 보다는 간장병의 하나의 증상인 황달을 억제하는데 효과가 있을 뿐으로 간장병을 호전시키는 결과는 되지 않는 것 같다. 즉, 가막조개에는 담즙의 분비를 촉진하는 이담 효과는 있지만, 이것이 간염을 치료하는 일과는 관계가 없다고 하는 것이다. 예를 들면, 만성 간염에서는 황달은 나타나지 않고, 반대로 이담제를 과다 복용하면 간장의 부담이 오히려 커져 버린다.

향신료는 간장에 좋지 않은가

가막조개와는 반대로 고추냉이나 고추라고 하는 향신료는 간장에 좋지 않다고 한다. 그러나 이것도 양의 문제로 원래 고추냉이나 고추는 그다지 많이 먹는 것이 아니기 때문에, 소량이라면 오히려 식욕증진에 좋을지도 모른다.

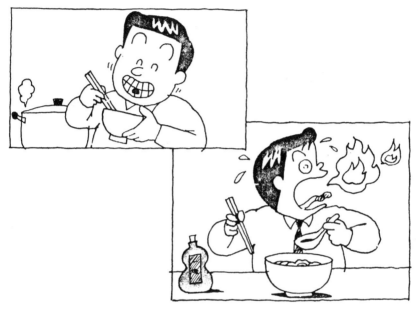

또한 고혈압, 복수, 부종이 없다면 특별히 염분을 제한할 필요는 없을 것이다. 고혈압의 경우 염분의 섭취량은 1일 10g 이하가 적당하다고 하니까, 그 정도의 염분이라면 간장에도 문제는 없으리라 생각한다.

한방약이라면 아무리 먹어도 괜찮은가

최근 인터페론 등과 아울러 한방약의 만성 간염(바이러스 간염)에 대한 치료 효과가 재평가되고 있다. 어떤 종류의 한방약에 포함되어 있는 글리틸리친, 사이코사포닌이라고 하는 성분에는 간세포막 보호 작용, 혹은 임파구 부활작용이 있고, 이것이 간염에 유효하다고 하는 것이다.

일반적으로 한방약에는 부작용이 없다고 한다. 그렇지만, 모든 한방약이 무해하다고 하는 것은 아니며 그 중에는 알레르기를 일으키는 성분을

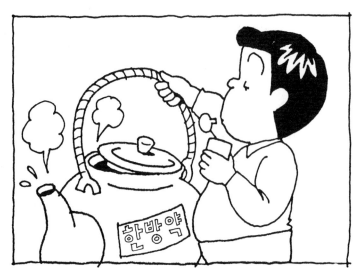

포함한 것도 있다. 그런 한방약을 남용하면 알레르기 증상을 일으키거나 칼륨이 증가하는 경우도 있다.

한방약이라고 하지만, 역시 의사의 지시를 지켜서 복용해야 하고, 자기류의 복용법을 유지하는 것은 위험하다.

담배도 지나치게 흡연하면 간장의 부담이 된다

간염에서는 역시 술이 좋지 않다고 생각되어 술에 대해서는 환자도 신경을 곤두세우고 있지만, 담배의 경우 간장병과의 직접적 관계를 잘 모르기 때문에 별로 주의하지 않는 것 같다.

그러나 담배에 포함되어 있는 니코틴은 간장에서 해독되기 때문에, 지나치게 흡연하면 당연히 간장에 부담이 가해지게 된다.

무슨 일이든지 도를 지나친 식사법, 음주법은 간장에 좋지 않다는 사실을 명심해야 한다.

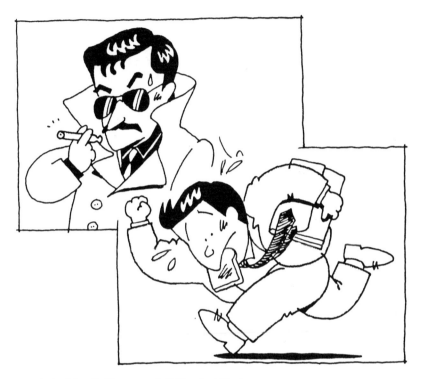

지방간은 운동으로 지방을 제거한다

간장병은 일반적으로 간장을 쉬게 하는 일이 필요하지만, 술의 과음이나 당뇨병, 비만이 원인이 되어 걸리는 지방간은 간장에 필요 이상으로 지방이 쌓이기 때문에 운동으로 지방을 제거하는 것도 좋은 방법이다.

온천 요법이 효과가 있는 간장병은

온천 요법이라고 하면 민간 요법의 대표와 같이 생각되어 효과의 한계가 정해져 있지 않은 것 같은 인상을 주지만 과학적으로 온천의 치료 효과가 연구되고 있다.

온천 요법은 지방간이나 담석증 등의 병에 좋다고 한다.

원발성 담즙성 간경변

원발성 담즙 간경변

이 병은 중년 이상의 여성에게 많고, 최초의 증상은 피부가 가렵다고 하는 것으로 발병한다.그러나 아무 증상도 없이 건강 진단 때의 전신 권태감, 식욕 부진이라고 하는 부정 수소(不正 愁訴)에서 발견되는 경우도 적지 않다.

자기 면역성 질환(自己免疫性疾患)이기 때문에, 환자는 얼마간의 원인으로 인해 면역계에 이상을 일으켜서 발병한다. 난병의 하나로 예후도 나쁘고 최초의 증상으로 황달이 있으면, 10년 사는 것이 어렵다고까지 이야기되고 있다.

• 여성에게 많은 원발성 담즙성 간경변

원발성 담즙성 간경변은 여성의 더구나 40세대, 50세대의 중년 부인에게서 많이 볼 수 있다.

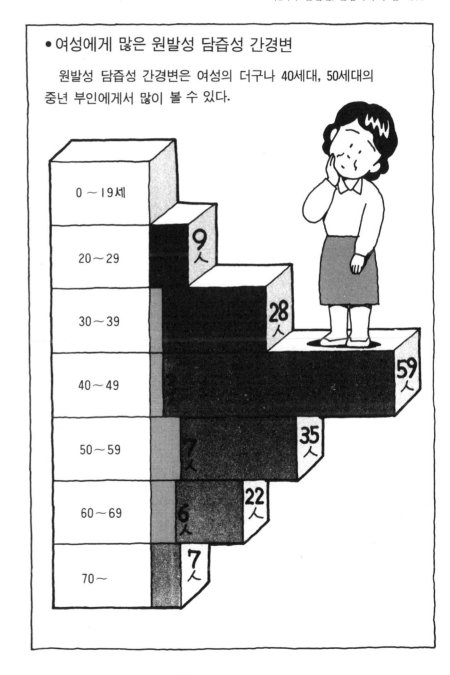

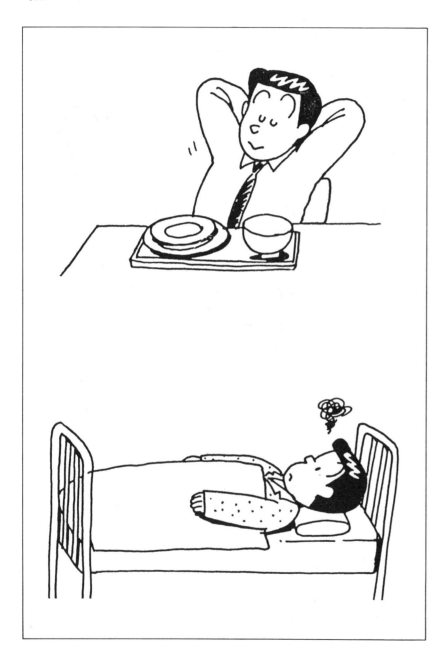

간염 예방과 치료요양식

2019년 9월 20일 인쇄
2019년 9월 30일 발행

지은이 | 현대건강연구회
펴낸이 | 최 원 준

펴낸곳 | 태 을 출 판 사
서울특별시 중구 다산로38
등 록 | 1973. 1. 10(제1-1

■ **주문 및 연락처**
우편번호 0 4 5 8 4
서울특별시 중구 다산로38길 59 (동
전화 : (02)2237-5577 팩스 : (02)22

ISBN 978-89-493-0588-2